KB151825

갑상선 질환에 대해 당신이 알아야 할 것과 해야 할 것

갑상선 질환에 대해 당신이
알아야 할 것과 해야 할 것

파멜라 와티안 스미스(PAMELA WARTIAN SMITH) · 배종현 역

다산출판사

나의 어머니,
베라 에이본 헤밀턴 와티안에게,
그녀의 죽음을 통해
나는 당신의 어머니가 당신과 세상을 연결하고 있다는 것을
이해하게 되었다.

차례

인사말

이 책이 나오기까지 공헌해 준 많은 사람들이 있다. 특히 나에게 최고의 선생님들이 되어 준 환자들. 병마에 대처하는 그들의 투쟁은 여러 차례에 걸쳐 나의 마음을 감동시켰다.

이 프로젝트를 실현하는 데 특히 중요한 역할을 했던 출판사의 루디 셔(Rudy Shur) 씨에게 특별한 감사의 말을 전한다. 그는 차분하게 전문적인 방향으로 프로젝트를 이끌었으며 그러한 그의 헌신은 이 책의 흐름을 매끄럽게 하는 데 도움이 되었다. 또한 에리카 셔(Erica Shur) 씨가 편집에서 중요한 역할을 해 주었다. 많이 고마워, 에리카.

이 책을 쓸 때 진정으로 많은 도움을 준 나의 남편, 크리스토퍼 스미스(Christopher Smith)에게도 또한 감사를 표한다.

들어가며

신체에서 활동하는 모든 호르몬들은 하나의 교향곡과 같다. 마치 하나의 오케스트라에 조화로운 연주가 필요한 것처럼, 신체의 호르몬 체계도 최적의 건강 상태를 유지하기 위해서 인생 전반에 걸쳐 조화로워야 한다. 갑상선은 생각보다 더 중요하다. 우리는 우리 몸에 갑상선이 있다는 사실은 알고 있지만, 신체가 복잡한 활동들을 수행하는 데 갑상선이 중요한 역할을 한다는 것을 인식조차 하지 못한 채 살아가고 있다. 사실 갑상선은 마치 훌륭한 교향곡의 지휘자처럼 날마다 신체에서 일어나는 활동의 대부분을 조절한다. 일반적으로 우리는 갑상선 기능 장애를 경험하고 나서야 비로소 삶의 전반에 걸쳐 정신적·육체적 조화를 추구하고, 행복한 삶을 영위하는 데 갑상선이 얼마나 중요한 영향을 미치는지 알게 된다.

만약 당신이 이 책을 읽고 있다면, 아마도 당신이나 당신이 사랑하는 사람이 갑상선과 관련된 문제를 겪고 있거나, 이미 특정한 갑상선 문제를 가지고 있다는 것을 추측할 수 있다. 만약 이러한 경우라면, 당신은 올바로 찾아온 것이다. 이 책을 쓰는 목적은 당신이 갑상선의 기능과 신체 기능을 유지하는 데 중요한 역할을 하는 갑상선 호르몬, 그리고 갑상선이 다른 신체 기관에 미치는 영향 등을 전반적으로 이해하도록 하는 것이다. 갑상선의 기능이 원활하지 않을 경우 일어나는 다양한 문제들을 자세히 살펴보는 것 또한 마찬가지로 중요하다.

이 책은 10장으로 구성되어 있다. 1장에서는 신체의 호르몬 생산을 담당하는 기관 및 분비선, 즉 내분비계의 일부로서 기능하는 갑상선의 역할을 살펴본다. 이 장은 갑상선 호르몬이 영향을 미치는 많은 기능들과 갑상선 호르몬이 최적 수준이 아닌 경우 발생할 수 있는 기능 장애들에 중점을 두었다. 그뿐만 아니라 갑상선을 건강하게 유지하는 방법에 관한 정보도 마찬가지로 중요하게 다루었다.

다음에 이어지는 네 개의 장들에서는 갑상선 질환들에 대해 구체적으로 살펴본다. 2장에서는 갑상선이 정상적으로 기능하지 못할 때 발생하는 질환, 즉 갑상선 기능 저하증에 대해 다룬다. 3장에서는 갑상선이 갑상선 호르몬의 생산을 증가시킬 때 야기되는 상태, 즉 갑상선 기능 항진증에 대해, 그리고 4장에서는 갑상선 기능 항진증의 가장 흔한 형태인 그레이브스병에 대해 분석한다. 마찬가지로 5장에서는 조금 덜 알려진 형태의 갑상선 기능 항진증뿐만 아니라 갑상선 기능 항진증으로 인해 야기되는 다양한 질환들에 대한 정보를 제공한다. 우리는 각 장에 언급된 질환들의 위험 요소, 원인, 징후 그리고 증상에 대해 알아볼 것이며, 각각의 진단이 어떻게 이루어지는지, 그리고 갑상선 질환을 치료하는 방법에는 어떤 것들이 있는지를 확인할 것이다. 또한 결과가 어떻게 될지에 대한 예후를 가능한 한 살펴볼 것이다.

그 다음에 이어지는 네 개의 장들에서는 갑상선에 문제가 생겼을 때 발생하는 가장 흔하고 심각한 질환들에 대해 다룬다. 6장에서는 갑상선 호르몬과 당신의 기억에 대해, 7장에서는 갑상선 호르몬과 당신의 기분에 대해, 8장에서는 갑상선 호르몬과 당신의 심장에 대해, 그리고 9장에서는 갑상선 호르몬과 소화기 계통에 대해 다룬다. 이 책을 통해 당신도 알 수 있다시피, 심장, 뇌 그리고 소화기 계통과 상호 작용을 하는 갑상선 호르몬의 역할은 건강에 매우 중요하다.

10장에서는 갑상선암이 무엇인지를 먼저 설명함으로써 갑상선암에 대해 다룰 것이다. 갑상선암의 위험 요소와 증상에 대해서도 설명할 것이다. 환자가 상황뿐만 아니라 의학 전문 용어들에 압도당할 수 있다는 사실을 발견했기 때문에, 검사, 세포의 특성, 갑상선암의 단계를 기술하기 위해 흔히 사용되는 용어들과 치료법을 설명할 것이다. 그런 다음, 가장 흔한 각각의 갑상선암뿐만 아니라 그것들의 위험 요인, 원인과 징후 그리고 증상에 대해 다룰 것이다. 또한 그것들의 진단 방법, 표준 치료법 그리고 예후에 대해서 설명할 것이다.

당신은 이 책을 다 읽을 무렵, 갑상선이 비록 크기는 비교적 작지만 인체에서 중요한 역할을 한다는 사실을 알게 될 것이다. 갑상선은 호르몬 방출을 통해 심장 박동, 호흡, 소화, 체온, 체중, 기분 그리고 기억력뿐만 아니라 훨씬 더 많은 기능들을 조절하는 데 도움을 준다. 당신에게 필요한 모든 중요한 것들에 대한 정보를 이 책에서 찾을 수 있기를 바란다.

1

당신과 당신의 갑상선

당신의 건강을 지키는 데 갑상선이 얼마나 중요한 역할을 하는가, 그리고 당신의 갑상선에는 어떤 문제가 생길 수 있는가? 갑상선은 어떤 호르몬들을 만들어 내며, 이러한 호르몬들은 왜 중요한가? 이 장에서는 이러한 문제들을 다룬다. 당신은 갑상선에서 분비되는 몇몇의 호르몬들이 신체에서 일어나는 거의 모든 기능들을 어떻게 조절하는지에 대해 쉽게 이해하게 될 것이다. 또한 갑상선이 신진대사와 칼슘 사용을 조절하는 데 얼마나 중요한 역할을 하며, 뼈를 유지할 뿐만 아니라 두뇌 발달, 근육 조절, 심장 및 소화 기능에 어떠한 영향을 미치는지에 대해서도 배우게 될 것이다. 갑상선이 과다하게(갑상선 기능 항진증의 경우) 혹은 불충분하게(갑상선 기능 저하증의 경우) 활동할 경우 체중 증가, 피로, 한/냉에 대한 체온 조절 장애, 우울증 등과 같은 여러 가지 문제들이 발생하며, 육체적 그리고 정신적 건강의 조화에 나쁜 영향을 미친다.

당신은 이 나비 모양의 분비선이 신체에서 일어나는 거의 모든 생리적 과정들을 어떻게 조절하는지 알게 될 것이다. 최적의 건강 상태를 유지하려면 반드시 갑상선을 건강하게 관리해야 한다. 갑상선을 이루는 다양한 구성 요소들과 기능을 이해하면 갑상선이 최적의 상태로 기능하지 않을 때 생기는 문제를 파악할 수 있다.

내분비계

내분비계는 호르몬이라 불리는 중요한 화학적 작용제를 생산하는 분비선들과 기관들로 이루어져 있다([그림 1.1] 참조). 부신, 난소, 췌장, 부갑상선, 솔방울샘, 뇌하수체, 시상하부, 고환, 가슴샘, 그리고 갑상선뿐만 아니라 위장, 소장, 간, 신장 그리고 피부도 여기에 속한다. 내분비계에서 생성되는 호르몬들은 세포들과 신체 기관들의 활동성을 조절하여 신체가 적절하게 기능할 수 있도록 돕는다. 이 과정은 호르몬들이 혈류 속으로 직접 방출됨으로써 이루어진다. 따라서 호르몬을 생산할 수 있는 분비선들이나 신체 기관들이 제대로 기능하지 않을 경우, 갑상선 질환, 당뇨병, 성장 장애, 성기능 장애 그리고 다른 심각한 건강상의 문제들을 유발할 수 있다.

내분비계의 분비선들을 통해 혈류 속으로 방출되는 호르몬의 종류는 각 분비선에 따라 다르다. 각 분비선에서 나온 호르몬들은 신체 프로세스를 조정하는 데 도움을 준다.

- 부신은 코르티솔(cortisol)과 디히드로에피안드로스테론(dehydroepiandros-terone : DHEA)을 분비한다.
- 시상하부는 뇌하수체의 호르몬 분비를 유도한다.
- 난소는 난자를 방출하고 성호르몬을 생성한다.
- 췌장은 인슐린(insulin)과 글루카곤(glucagon)을 분비한다.
- 부갑상선은 부갑상선 호르몬을 분비하여 뼈의 형성에 결정적인 영향을 미친다.
- 솔방울샘은 잠의 패턴과 연관이 있다.
- 뇌하수체는 많은 다른 분비선들에 영향을 미치며, 특히 갑상선, 난소 그리고 고환에 가장 중요하다.
- 고환은 정자와 성호르몬을 생산한다.
- 가슴샘은 초기 면역계의 형성에 기여한다.

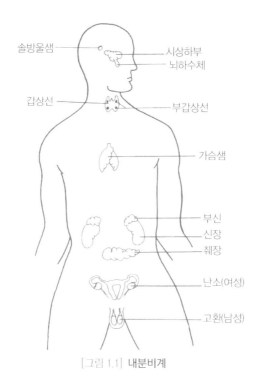

[그림 1.1] 내분비계

갑상선은 신진대사의 다양한 측면을 통제한다.

갑상선[*]의 기능과 갑상선 호르몬

갑상선은 신체의 일상적인 활동에서 중요한 역할을 하는 호르몬들을 생산하

---

* 갑상선은 가장 큰 내분비선들 중의 하나다. 갑상선은 내분비선에 속하기 때문에 분비관을 통하여 분비물을 내보내지 않으며, 외형상으로 두 개의 엽(two wings)으로 구성된 나비 모양의 구조로 협부에 연결되어 있다. 목의 정면 아랫부분, 즉 윤상연골(Adam's apple)의 아랫부분에 위치하고, 기도(trachea) 주위를 둘러싸고 있다. 갑상선은 목 부위를 통틀어 가장 큰 내분비선이며, 그 내부에는 혈관들이 많이 분포되어 있기 때문에 적갈색을 띤다. 갑상선의 크기가 정상적일 경우, 촉진으로는 감지할 수 없다. 갑상선은 신체의 작업 속도를 설정하고, 일정한 비율로 기능하도록 세포들을 상기시킨다.

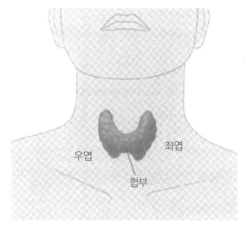

[그림 1.2] 갑상선

는 중요한 분비샘이다. 이 호르몬들의 기능은 다음과 같다.

조직을 수리하고 성장시키는 데 영향을 미친다.

체세포의 에너지원인 미토콘드리아의 기능을 돕는다.

소화를 돕는다.

호르몬의 분비를 통제한다.

체내에서의 산소활용을 통제한다.

혈류량을 조정한다.

탄수화물, 단백질 그리고 지방의 신진대사를 조절한다.

근육과 신경의 활동을 조종한다.

성기능을 조정한다.

에너지와 열 생산을 조절한다.

성장과 치유를 조절한다.

비타민 사용을 조절한다.

① 갑상선 세포들

건강한 갑상선은 수많은 전문화된 세포들로 구성되어 있다. 이러한 세포들 중 다수가 많은 호르몬들을 생산하며, 다양한 업무들을 수행한다. 〈표 1.1〉에서 보는 바와 같이, 특정한 호르몬을 생산할 수 있는 각각의 갑상선 세포들은 스스로가 어떤 종류의 세포인지를 식별할 수 있는 다양한 구조로 되어 있다.

즉 자신이 어떤 종류의 호르몬을 만들어 내는 세포인지를 알 수 있게 해 주는 구조가 그 내부에 있다.

〈표 1.1〉 정상적인 갑상선 세포들과 기능

갑상선 세포들	기능
여포세포 (상피 혹은 주세포)	갑상선 내부에 존재하는 이 세포들은 갑상선 호르몬인 티록신(T4)과 트리요오드티로닌(T3)의 기능과 방출을 통제한다. 이 세포들은 갑상선의 표면 내벽에서 발견된다.
여포곁세포(C-세포)	세포들은 칼시토닌(calcitonin, 칼슘의 신진대사를 조절하는 호르몬)을 분비하며, 구형의 여포세포들 사이에 존재한다. 이 세포들은 크기가 크며, 갑상선의 결체 조직 속에 위치한다.
내피세포	세포들은 갑상선을 통해 흐르는 혈관의 내벽에서 발견된다.

② 호르몬과 기능

호르몬은 신체에서 생성되는 화학물질이다. 이들은 특정 분비선에서 만들어져 혈류 속으로 분비된다. 그런 다음 순환계를 통해 세포와 기관에 영향을 미치는 신체의 여러 영역으로 운반된다. 정상적인 갑상선 기능은 갑상선에서 분비되는 갑상선 호르몬들, T2(3, 5-디요오드-L-티로닌, 3, 5-Diiodo-L-thyronine), T3(트리요오드티로닌, Triiodothyronine), T4(티록신, Thyroxine) 그리고 rT3(리버스트리요오드티로닌, Reverse triiodothyronine)에 아주 많이 의존하고 있다. 뇌에 위치한 뇌하수체는 갑상선자극호르몬(Thyroid stimulating hormone : TSH) 형태의 신호를 제공함으로써 갑상선의 호르몬 생산에 중요한 역할을 한다.

이 과정은 뇌에 위치한 시상하부가 갑상선자극호르몬 분비호르몬(Thyrotro-phin−releasing hormone : TRH)을 생산하면서 시작된다. 결과적으로 이것은 뇌하수체를 자극하며, 뇌하수체는 TSH를 만들어 낸다. TSH는 뇌하수체에서 갑상선으로 이동하며, 신체가 만들어 내는 갑상선 호르몬의 생산을 조절하고 분비를 제어한다. 신체가 합성하는 여러 가지 갑상선 호르몬은 다음과 같다.

- 디요오드티로닌(T2) ·티록신(T4)
- 트리요오드티로닌(T3) ·리버스트리요오드티로닌(rT3)

T2 T2는 근육과 지방 조직의 신진 대사율을 증가시킨다. T2는 세포 내부에서 미토콘드리아 호흡을 자극하고, 외부에서는 운반체, 이온 교환, 그리고 효소에 영향을 미친다. 또한 유전자의 전사(transcription)에 영향을 미칠 수 있다.

T3 이 호르몬은 T4보다 4~5배 더 활동적이다. T3는 신체가 생산하는 갑상선 호르몬의 약 20퍼센트를 차지한다. 이 호르몬은 비장과 고환을 제외한 신체에서 일어나는 대부분의 생리적 과정에 영향을 준다. 이 호르몬은 기초 신진대사 비율, 산소 그리고 에너지 소비를 증가시킨다. 이는 체중 감량과 콜레스테롤 저하에 매우 중요하다. 심지어 이 호르몬은 뇌의 세로토닌 생산에 영향을 미치는데 세로토닌은 행복 신경전달물질이다. 또한 T3는 단백질 합성률을 증가시키고 포도당의 신진대사에 영향을 준다.

T4 T4는 갑상선에서 생산되는 호르몬의 80퍼센트다. T4의 대부분은 간 또는 신장에서 T3로 전환되므로, 일부 저자들은 T4가 실제적인 프로호르몬(스테로이드)이라고 주장한다. T4는 심장 박출량, 기초 신진대사율, 심장 박동수 그리고 호흡 증가를 일으킨다.

또한 이는 카테콜아민(혈압에 강하게 영향을 미치는 호르몬의 유형)의 효과를 증가시키고, 여성의 자궁 내막을 두껍게 만든다. T4는 또한 비활성(저장된) 형태인 rT3로 전환될 수 있다.

T4가 T3로 전환

T3와 T4는 여포세포에서 만들어진다. T4는 신체에서 '저장' 형태로 존재하며, 신체가 T4를 사용하려면 우선 이 호르몬을 활성 호르몬인 T3로 바꾸어야 한다. 아연, 구리, 비타민 A, B2, B3, B6 및 C의 결핍은 T4의 생산을 감소시키는 요인인 동시에 갑상선 기능 저하증의 증상을 유발한다. 게다가 갑상선의 기능을 최적화하려면 신체는 T4를 보다 활동적인 형태인 T3로 쉽게 전환해야 한다. T4가 T3로 전환되기 위해서 갑상선 호르몬의 활성화 또는 비활성화에 중요한 역할을 하는 효소인 탈요오드화 효소(5'deiodinase)가 필요하다. 갑상선 호르몬에 있는 요오드를 제거(탈요오드화)할 수 있는 세 가지 유형의 탈요오드화 효소들이 있다.

- 유형 I (D1)은 갑상선, 간 그리고 신장에 위치하며, 비활성 호르몬인 T4를 활성 호르몬인 T3로 전환하여 T3의 생산에 관여한다.
- 유형 II (D2)는 뇌하수체, 시상하부 그리고 갈색 지방 조직에 존재하며, T4를 T3로 전환한다.
- 유형 III (D3)는 T4를 T3로 전환하는 과정에서 외부 고리의 탈요오드화를 촉진하며, 호르몬을 비활성화시킨다.

위에서 언급한 바와 같이, 탈요오드화 효소는 갑상선 호르몬의 활성화 또는 비활성화에 중요한 역할을 한다. 다음은 탈요오드화 효소의 생성에 영향을 미치는 요소들이다.

- 카드뮴
- 수은 그리고 납 독성
- 만성 질환, 신장이나 간 기능 저하
- 상승된 코르티솔
- 탄수화물 함유가 높은 식단
- 부적절한 단백질 섭취
- 염증
- 셀레늄 결핍
- 기아
- 스트레스

T4를 보다 더 활성화된 형태인 T3로 전환하는 과정에 영향을 미치는 수많은 요소들이 있다. 비록 많은 의사들이 갑상선의 상태를 관리하기 위해서 T4를 처방하지만 일반적으로 그것만으로는 충분하지 않다. 이러한 전환 문제를 해결하려면 문제의 원인을 파악해야 한다. 다음은 T4가 T3로 전환되는 것을 방해할 수 있는 몇 가지 일반적인 요인들이다.

(1) 영양 결핍
효소를 활성화시키기 위해서는 철분, 요오드, 셀레늄, 아연, 비타민 A, B2, B6, B12와 같은 특정 미네랄과 영양소들이 필요하다.

② 의약품

일부 의약품들은 T4가 T3로 전환되는 것을 방해할 수 있다. 예를 들면,

- 베타-차단제
- 클로미프라민
- 에스트로겐 대체
- 글루코코르티코이드
- 인터류킨(IL-6)

- 리튬
- 경구 피임약
- 일부 화학 요법제
- 테오필린

③ 식단

당신의 식단은 전환 과정에 중요한 요소가 될 수 있을 뿐만 아니라 갑상선의 호르몬 생산에 부정적인 영향을 미칠 수 있다.

- 과도한 호두 섭취
- 과도한 음주
- 저탄수화물 식단
- 저지방 식단

- 저단백질 식단
- 다량의 콩
- 다량의 십자화과 야채(브로콜리, 콜리플라워, 케일, 방울양배추)

④ T4가 T3로 전환되는 것을 방해하는 다른 요인들

- 노령화
- 칼슘 과다
- 구리 과다
- 당뇨병
- 다이옥신
- 불소
- 고농도 알파 리포산(600mg 이상)
- DHEA 그리고/또는 코르티솔의 부적절한 생산

- 납
- 수은
- 폴리염화 바이페닐
- 살충제
- 프탈레이트(플라스틱에 첨가된 화학 물질)
- 방사선
- 스트레스
- 수술

rT3   rT3는 T4에서 생성되며, T3의 활성화를 차단한다. 만성 스트레스(뿐만 아니라 다음의 요인들)로 인해 부신에서 높은 수치의 코르티솔이 생성되어 T4가 T3로 전환되는 것을 방해하고, rT3의 증가를 초래할 수 있다. 이것은 비활성화된 갑상선 기능의 측정값이다. rT3는 T3의 길항제로서 T3 활동성의 1퍼센트에 해당하는 활동성을 가지고 있으며, rT3의 수치가 높을수록 T3의 수치가 낮아진다. T3와 rT3는 한 수용체의 동일한 장소에 경쟁적으로 결합하기 때문에, 이 결합 장소를 동시에 점유할 수는 없다. 이러한 상황은 T4의 신진대사 장애 때문에 발생한다. 다음은 감소된 T3의 수치 또는 증가된 rT3의 수치와 관련된 요인들이다.

노화 과정

당뇨병

인터류킨-6, 종양괴사인자-알파 그리고 인터페론-2의 수치 증가

금식

자유라디칼 생성

에피네프린 그리고/또는 노르에피네프린의 수치 증가

장기간에 걸친 질병

스트레스

독성이 있는 금속에 대한 노출

rT3가 높아지면, 'rT3 우성(rT3 dominance)*'이라 부르는 의학적 증후군이

---

* rT3 우성의 원인
  윌슨 증후군(Wilson's Syndrome)이라고 알려진 rT3 우성은 갑상선 기능 저하증을 나타내는 상태이며, 그 원인들은 다음과 같다.
  • 자가 면역 질환
  • 전자기 방사선에 대한 노출
  • 화학적 오염 물질, 살충제, 수은이나 불소 같은 독소에 대한 노출
  • 식량 부족

된다.

더욱이 rT3의 수치가 정상 범위 내에서 높아져 있거나 혹은 보다 더 높아졌다면, 이는 갑상선 호르몬의 수송 감소를 의미한다. 이로 인해 신진대사는 느려질 수 있으며 체온 피로 그리고 식습관에 영향을 줄 수도 있다. 우리는 그 원인을 미토콘드리아의 기능 장애에서 찾을 수 있다. 많은 일을 수행하기 위해서 신체에는 에너지가 필요하다. 미토콘드리아의 기능이 원활하지 못하게 되면, 미토콘드리아는 세포 속에서 영양소를 에너지로 바꾸지 못한다. 따라서 미토콘드리아의 기능 장애와 관련된 각각의 질병 과정은 정상 범위 내에서 높아져 있거나 혹은 보다 더 높아진 rT3의 수치와 연관이 있을 수 있다. rT3의 수치 증가와 연관되는 것으로 밝혀진 일반적인 몇 가지 조건들이 있다.

노화	만성 그리고 단기 다이어트
불안	만성 피로 증후군
양극성 우울증	염증과 만성 질병
당뇨병	인슐린 저항성
섬유 근육통	편두통
만성 감염	우울증
심장 혈관 질환	비만

고콜레스테롤혈증(높은 콜레스테롤) 그리고 고중성지방혈증(높은 중성지방)

파킨슨병이나 알츠하이머병과 같은 퇴행성 신경질환

- 과도한 스트레스
- 호르몬 불균형(여성의 경우 높은 에스트로겐 수치와 같은)
- 감염
- 영양 결핍
- 간 기능 약화

만약 rT3 수치가 높으면 갑상선 기능 저하의 증상들이 나타날 수 있으며, 체온이 내려가게 된다. 이것은 체내에 있는 많은 효소들의 작용을 느리게 만들며, 일명 '다중 효소 기능장애*' 라고 불리는 증후군으로 이어질 수 있다.

T4를 위한 운반체는 T3를 위한 운반체보다 더 에너지 의존적이다. 혈청에 있는 T4는 세포로 운반되기 때문에 혈청에 있는 T4의 수치를 가지고는 갑상선의 세포 수준을 잘 알 수 없다. 그리고 세포에 있는 T4의 수치가 낮을수록, 혈청에 있는 T4의 수치는 점점 높아진다. 갑상선의 활동성을 알려주는 가장 중요한 결정 요인은 세포 내 T3의 수치다. 정상 범위 내에서 높아지거나 혹은 보다 더 높아진 rT3의 수치는 세포로 운반된 갑상선 호르몬을 측정하는 가장 좋은 척도다. 그뿐만 아니라 자유-T3(free T3) 대 rT3의 비율을 고려하라.

③ 갑상선 기능 평가를 위한 실험실 연구

갑상선에 직·간접적으로 영향을 미치는 것으로 분류되는 질환들은 갑상선의 정상적인 프로세스를 방해한다. 혈액 검사들은 갑상선의 기능을 측정하고, 기능 장애의 가장 일반적인 원인들을 식별하는 데 널리 그리고 손쉽게 사용한다. 혈액 분석은 갑상선이 정상적으로 기능하는지를 확인하는 데 사용된다. 갑상선 호르몬의 수치는 단순히 정상 범위 내에 있는 것이 중요한 게 아니라 최적의 수준에 있어야 한다. 혈액 검사를 바탕으로 한 정상적인 갑상선 호르몬들의 목록뿐만 아니라 각 혈액 검사실을 위한 갑상선 호르몬의 최적 범위는 24페이지의 〈표 1.2〉를 참조하라.

---

* 다중 효소 기능장애의 증상

- 불안
- 두통
- 공황 발작
- 피로
- 과민 반응
- 월경전 증후군(Premenstrual syndrome : PMS)
- 체액저류
- 편두통

〈표 1.2〉 갑상선 기능 검사 해석

검사	정상 범위*	가능한 진단
TSH	0.3~2.0	높은 TSH는 갑상선의 미흡한 활동을 나타낸다. (갑상선 기능 저하증)
		낮은 TSH는 갑상선의 과다한 활동을 나타낸다. (갑상선 기능 항진증)
자유T4	0.7~2	수치가 낮다.(갑상선 기능 저하증)
		수치가 증가한다.(갑상선 기능 항진증)
자유T3	2.3~4.2	수치가 증가한다.(갑상선 기능 항진증)
		수치가 낮다.(갑상선 기능 저하증)
rT3		수치가 증가한다.(만성 스트레스, 폐렴, 상해, 수술, 철분 부족, 코르티솔 부족 때문에 발생함) (갑상선 기능 항진증/저하증)
갑상선 항체들 :		정상 범위는 음성이어야 한다.
항갑상선글로불린	음성	양성은 하시모토 갑상선염을 나타낸다.
항미크로좀	음성	양성은 하시모토 갑상선염, 자가 면역 용혈성 빈혈, 그레이브스병, 쇼그렌 증후군, 전신성 홍반성 루푸스, 류머티스 관절염 그리고 갑상선 종양을 나타낸다.
항갑상선과산화효소 (ATPO)	음성	양성은 하시모토 갑상선염, 그레이브스병, 쇼그렌 증후군, 루푸스, 류머티스 관절염 그리고/또는 악성빈혈을 나타낸다.

*정상 범위는 실험실마다 다를 수 있다.

표준 혈액 검사 일반적으로 당신이 받는 모든 혈액 검사는 신체 호르몬들을 자세히 살펴보는 일련의 검사들을 포함하고 있다. 혈액 검사에서는 일반적으로 TSH, T3 그리고 T4를 포함한 갑상선 호르몬들과 항갑상선글로불린(Antithyroglobulin) 항체, 항미크로좀(Antimicrosomal) 항체 그리고 항갑상선과산화효소(Antithyroperoxidase) 항체를 분석하며, 그 결과는 혈액 검사실 보고서에 기록된다.

갑상선결합글로불린(Thyroid Binding Globulin : TBG) 검사 이 검사는 갑상선 호르몬이 증가 또는 감소하는 원인을 찾기 위해 특별히 시행된다. 갑상선결합글로불린은 갑상선 호르몬을 저장하며 간에서 생성된다. 질병, 간 질환 및 의

약품에 영향을 받으며 에스트로겐 대체는 TBG-단백질들을 증가시킬 수 있다.

갑상선자극호르몬 분비호르몬(Thyrotropin-releasing Hormone : TRH) 검사   이 검사는 특히 갑상선자극호르몬 분비호르몬의 수치를 알아보는 검사이다. 흔히 갑상선자극호르몬 방출인자(Thyrotrophin-releasing factor : TRF)라고 불리는 이 분비호르몬은 뇌하수체가 TSH와 프로락틴(prolactin)을 방출하는 것을 자극한다. 시상하부에서 생성되며, 시상하부-뇌하수체-갑상선으로 연결되는 HPT의 축에서 가장 중요한 조절자다. 그러나 HPT의 축에 종속되어 있지 않고 독립적이다. 노화에 따라 일반적으로 TRH도 줄어들며, 이는 신경 퇴행성 질환들(알츠하이머병 그리고 파킨슨병)과 관련이 있다. 산화성 스트레스, 글루탐산염 독성, 카스파제로 말미암은 세포사멸, DNA의 분절 그리고 염증 등으로부터 신경 세포들을 보호하고, 면역 조절에 관여한다.

건강한 갑상선 유지

유전적으로 많은 갑상선 질환들이 발생할 수 있다. 만약 음식 섭취에 주의를 기울이고, 운동을 충분히 하며, 가능한 한 많은 독소들을 피한다면, 갑상선 기능 부전이 발병할 위험을 크게 줄일 수 있다.

① 식단
비타민 A, 요오드, 셀레늄 그리고 철분이 풍부한 균형 잡힌 식단은 체내의 호르몬 생산을 돕는다. 셀레늄 섭취량을 늘리려면 브라질너트(Brazil nuts), 조개류, 버섯, 밀 배아, 해바라기 씨, 참깨, 양파, 마늘, 소의 간, 달걀 등의 음식을 선택하라. 일일 권장 복용량은 다음과 같다.

　비타민 A : 매일 4,000IU
　요오드 : 14세 이상, 매일 150mcg

철분 : 남성의 경우 매일 8mg, 여성의 경우 폐경까지 매일 18mg, 폐경 후 매일 8mg

셀레늄 : 매일 55mcg, 그러나 위에 나열된 음식에서 일일 권장량을 얻으려고 노력하라.

고려 사항

- 설탕은 '빈 칼로리(empty calories)'를 제공하기 때문에, 설탕 섭취는 균형 잡힌 식단을 방해한다. 설탕은 갑상선의 기능을 감소시키거나 순환을 느리게 만들 수 있다. 그리고 체중 증가를 유발할 수 있다.
- 고도 불포화 오일(Polyunsaturated oils)은 호르몬과 프로게스테론의 생산에 영향을 미치기 때문에 제한해야 한다. 고도 불포화 오일을 코코넛 오일로 대체하는 것이 건강에 좋다.
- 요오드의 흡수를 방해하고 갑상선의 기능을 억제하는 식품들에 주의해라. 예를 들어 복숭아, 배 그리고 딸기와 같은 특정 과일뿐만 아니라 브로콜리, 방울 양배추, 콜라드 그린, 시금치 그리고 케일 같은 다른 녹색 십자화과 야채들을 주의하라. 이러한 음식들은 요오드의 수치가 낮은 경우가 아니라면 적당히 섭취해야 한다.

② 운동

신체 활동은 정상적인 체중을 얻는 데 도움이 되며, 이것은 스트레스 수치를 줄이고, 근육량을 증가시키며, 신체에 더 많은 에너지를 제공한다. 갑상선 호르몬의 수치가 낮은 사람들이 에어로빅 운동을 하면 T3와 T4의 수치를 올리고 신진 대사를 촉진할 수 있다. 규칙적인 운동 프로그램과 활기찬 생활은 혈액 순환을 위해 중요하며, 이러한 혈액 순환은 갑상선이 호르몬을 분배하는 데 필수적이다.

③ 합성호르몬에 대한 노출을 제한하라

사람들은 자신들이 일상생활에서 합성호르몬이나 호르몬–유사 화학물질에

접촉하게 된다는 사실을 깨닫지 못한다. 예를 들어, 합성에스트로겐은 동물의 에스트로겐에서 추출할 수 있다. 신체는 이러한 종류의 호르몬을 이물질로 인식하고, 이 호르몬의 신진대사를 원활하게 하지 못한다. 불행히도 우리는 매일 수많은 합성호르몬과 접촉하고 있으며, 이 호르몬은 갑상선의 건강에 해로운 영향을 미칠 수 있다. 합성호르몬의 한 유형인 크세노에스트로겐(Xenoestrogen) 은 에스트로겐을 모방하고, 많은 건강 문제들에 연루되어 있다. 그것은 특정한 식품, 플라스틱, 특정 화학물질 그리고 가정 및 개인 용품을 통해 우리의 환경과 신체의 일부가 된다.

합성호르몬은 심장 질환, 유방암, 난소암, 고혈압 등과 같은 질환들의 발병 위험을 증가시킬 수 있다. 비록 우리는 크세노에스트로겐을 완전히 피할 수는 없지만, 이 호르몬이 미치는 영향과 이에 노출될 가능성을 줄일 수 있다.

- 수돗물보다는 여과된 물을 마실 것
- 방부제와 합성호르몬이 들어 있을 수 있는 가공식품보다는 살충제와 제초제에 노출되지 않은 유기농 식품을 섭취할 것
- 천연 세제 그리고 보디 케어 제품을 사용할 것
- 갑상선 기능을 향상시키기 위해 카페인 섭취를 줄일 것
- 유기농 가정용 청소 제품을 사용할 것

④ 1년에 한 번씩 건강 검진
식단, 운동, 그리고 합성호르몬에 대한 노출을 제한하는 것은 갑상선을 건강하게 유지하고 갑상선 질환의 증상을 완화하는 데 도움이 될 수는 있지만, 신체 검사와 혈액 검사를 대체하지는 못한다. 당신이 가장 흔한 갑상선 문제의 징후와 증상이 무엇인지 알게 되면, 당신은 신체에 심각한 해를 입지 않도록 더 나은 입장에서 담당 의사에게 진단을 받아 질환을 조기에 치료할 것이다.

〈표 1.3〉에서 우리는 갑상선의 기능이 과다하거나 부족한 경우와 관련된 가장 흔한 갑상선 질환을 찾을 수 있다.

표 1.3 갑상선 질환과 그에 따른 호르몬 문제

갑상선 질환	호르몬 문제
갑상선종	요오드 결핍, 갑상선 호르몬 과다 생산
하시모토 갑상선염	갑상선 호르몬 생산 감소
갑상선 기능 항진증	갑상선 호르몬 생산 증가
갑상선 기능 저하증	갑상선 호르몬 생산 감소
그레이브스병	갑상선 호르몬 과다 생산
갑상선 종양	요오드 결핍, 낮은 갑상선 호르몬 수치는 더 많은 TSH의 생산을 촉진하며, TSH는 갑상선 종양 세포들의 성장을 촉진한다(8장 참조).
갑상선 결절	갑상선 호르몬 과다, 요오드가 결핍된 식단
갑상선 중독증(응급 상황)	갑상선 호르몬 과다, 갑상선 호르몬의 과다 대체

결론

보시다시피, 교향곡의 지휘자 역할을 하는 갑상선은 신체에서 가장 중요한 분비선 중의 하나다. 당신이 최적의 건강 상태를 유지하기 위해서는 갑상선 호르몬의 생산을 조절하는 데 기여하는 시상하부, 뇌하수체 그리고 갑상선이 모두 완벽하게 기능해야 한다. 다음 장에서 당신은 갑상선 기능 저하증의 원인, 증상 그리고 치료에 대해 배우게 될 것이다.

2
갑상선 기능 저하증과
하시모토 갑상선염

갑상선 기능 저하증 — 활동성이 낮은 갑상선 — 은 당신이 생각하는 것보다 더 흔한 기능 장애다. 미국임상내분비학회(American Association of Clinical Endocrinologists : AACE)는 2014년에 대략 2천 7백만 명의 미국인이 갑상선 질환으로 고통 받고 있으며 이들 중에서 80퍼센트가 여성이라고 밝혔다. 연령에 상관없이 누구나 갑상선 기능 저하증에 걸릴 수 있지만, 노년층에서 더 흔하게 나타난다. AACE는 여성이 남성보다 5~8배 정도 갑상선 기능 저하증에 더 잘 걸리는 경향이 있으며, 50세 이상 여성의 경우 더 위험하다고 밝혔다. 갑상선 기능 저하증은 여러 가지 형태로 나타날 수 있지만, 하시모토 갑상선염이 가장 흔하다(자세한 내용은 52페이지를 참조하라).

갑상선 기능 저하증

갑상선 기능 저하증은 갑상선의 기능이 떨어지거나 활동성이 낮은 상태를 말한다. 갑상선이 이러한 상태가 되면, 신체가 최적으로 활동하는 데 필요한 호르몬을 충분히 생산하지 못하게 된다. 갑상선 호르몬의 주요 기능은 신진대사를 감독하는 것이며, 따라서 이 질환이 있는 사람들에게서는 낮은 신진대사 기능과 관련된 증상들이 나타난다. 갑상선 기능 저하증은 신체에서 일어나는 화학 반응들의 정상적인 균형을 방해한다. 유감스럽게도, 갑상선 기능 저하의 가장 초기에 나타나는 징후와 증상은 병원에서 행해진 혈액 검사에서 갑상선 기능이 비정상인 것으로 밝혀지는 시기보다 수년 먼저 나타날 수 있다. 그러므로 이 질환의 징후와 증상을 인식하는 것이 중요하다.

위험 요소

갑상선 기능 저하증의 발병 가능성을 높이는 여러 가지 위험 요인들이 있다. 다음 요소들은 개인이 이 병에 걸릴 위험이 높은지에 대한 여부를 나타낸다.

① 나이
연령에 상관없이 누구나 갑상선 기능 저하증에 걸릴 수 있지만, 60세 이상 여성들의 경우 갑상선 기능 저하증이 발병할 가능성이 더 높다.

② 자가 면역 질환
의학 연구에 따르면 사람들의 90퍼센트는 갑상선 조직을 공격하고 파괴하는 항체를 생산하는 것으로 밝혀졌다. 이러한 프로세스는 시간이 지남에 따라 갑상선에서 생산되는 호르몬의 양을 제한하며, 갑상선 기능 저하증으로 이어진다.

③ 유전학
통계적으로 유전은 갑상선 기능 저하증에 걸리기 쉬운 개인적 소인에 중요한 역할을 한다. 이 질환의 발병 기전에 책임이 있는 유전자가 오직 하나라는 증거는 없다. 하지만 여러 개의 특정한 유전자들이 갑상선 기능 저하증의 발병률을 높일 가능성이 있다. 이러한 유전자들이 활동하고 갑상선 기능 저하증이 발병하기 위해서는 아래에 열거된 것처럼 하나 이상의 발병 유발자들이 필요할 수 있다.

④ 인종

통계상으로, 다른 인종보다 백인이나 아시아인이 갑상선 기능 저하증에 걸릴 가능성이 더 높은 것으로 나타났다.

갑상선 기능 저하증의 원인

갑상선 기능 저하증의 원인은 일반적으로 갑상선의 문제들에서 비롯된다. 흔하지 않은 병인들은 시상하부 또는 뇌하수체에서 발생하는 문제들과 관련이 있을 수 있다. 또한 갑상선 기능 저하증은 하시모토 갑상선염(52페이지 참조), 건강하지 못한 내장 기관, 갑상선 수술, 방사선 요법 그리고 약물 치료와 같은 여러 가지 다른 요인들로 인해 발생할 수 있다. 그뿐만 아니라 특정한 비타민과 미네랄의 결핍은 T4의 생산을 감소시키기 때문에 갑상선 기능 저하증으로 이어질 수 있다.

① 식단

일부 연구들에 따르면 콩 함유량이 높은 식단은 실제로 갑상선 기능을 감소시킬 수 있는 것으로 나타났다. 만약 당신이 갑상선 호르몬을 복용하고 있다면, 콩에 들어 있는 자연 발생적 화학 물질들이 갑상선 호르몬의 흡수를 방해할 수 있다. 이 주장은 의학 문헌에서도 논란의 여지가 있지만, 만약 당신이 콩 함유량이 높은 식단을 따르면서 갑상선 질환을 앓고 있다면, 콩의 섭취량을 줄이거나 중단하여 갑상선 기능이 향상되는지를 확인해 볼 수 있다.

　일부 야채에 들어 있는 자연 발생적 화학 물질들 역시 갑상선의 정상적인 기능을 방해할 수 있다. 게다가 양분이 부족한 토양에서 자란 식품들에는 중요한 비타민과 미네랄이 부족하게 들어 있을 수 있다(다음에 나오는 영양 결핍과 관련된 섹션을 참조하라).

② 요오드 결핍

요오드 결핍은 갑상선 기능 저하증의 주요 원인이다. 요오드는 신체에서 치료 작용을 한다. 또한 요오드는 항박테리아성, 항암성, 항기생충성 그리고 항바이러스성 매체이며 점액성 용해제다. 갑상선은 매일 요오드를 사용한다. 요오드 결핍은 신장, 유방, 전립선, 비장, 간, 혈액, 타액선 그리고 내장 기관 등과 같은 다른 신체 기관들에도 영향을 미칠 수 있다. 요오드 결핍을 야기하는 원인들은 다음과 같다.

요오드가 부족한 토양에서 자란 음식

바다에서 자란 해초 등의 식물이나 생선이 없는 식단

요오드가 부족한 중서부 지역에서 요오드화된 소금(저염 식단)의 부적절한 사용

브롬화물을 함유한 파스타와 빵을 많이 섭취하는 식단(브롬화물은 요오드 수용체에 결합하여 요오드가 결합하는 것을 방해한다.)

불소 사용(요오드의 결합을 억제)

극단적 채식과 식물성 식단

수크랄로스(염소로 처리한 설탕을 함유한 인공 감미료)

의약품(다음은 몇 가지 예이지만, 브롬화물 또는 불소가 함유된 의약품은 요오드 결핍을 유발할 수 있다.)

  − 기관지 확장용 흡입기(브롬화물 함유)

  − 이프라트로피움 비강 스프레이(브롬화물 함유)

  − 프로판틴(브롬화물 함유)

  − 플로나제(불소 함유)

  − 플로벤트(불소 함유)

만약 당신이 이 의약품들 중 하나를 사용하는 중이라면, 바로 사용을 중단하지 마라. 대신 담당 의사를 찾아가서 요오드 수치를 측정하고 요오드가 결핍되었는지 확인하라. 그러면 담당 의사는 적절한 권장 사항을 제시할 것이다.

요오드의 중요성

건강에 결정적으로 중요한 역할을 하는 화학 원소인 요오드는 모든 사람에게 필요하다. 당신은 요오드를 보충함으로써 갑상선 기능 저하증과 관련된 다음과 같은 많은 증상들을 개선할 수 있을 것이다.

- 뒤퓌트랑 구축
- 두통/편두통
- 이하선관 결석
- 점액의 과다 생산
- 치질
- 페이로니 병
- 피로
- 켈로이드
- 피지낭
- 섬유 낭종성 유방 질환
- 난소 낭종

연구 결과에 따르면 유방의 건강은 요오드의 수치와 관련이 있으며, 요오드 섭취량이 높은 일본과 같은 지역에서는 유방암 발생률이 낮은 것으로 나타났다.

세계보건기구(WHO)에 따르면, 세계 인구의 72퍼센트는 요오드 결핍으로 인한 갑상선 기능 장애를 가지고 있는 것으로 나타났다. 만약 당신이 갑각류에 대한 알레르기가 있다면, 요오드에도 알레르기 반응을 보일 수 있으므로 갑각류를 통해 요오드를 보충해서는 안 된다. 만약 당신이 갑상선 호르몬을 복용한 다음에 요오드를 섭취한다면 복용해야 하는 갑상선 호르몬의 양을 줄일 수 있으므로, 갑상선 호르몬을 복용하기 전에 요오드 수치를 측정하는 것이 가장 좋다. 사실 이 중요한 영양소가 부족할 경우, 때때로 단순히 요오드 섭취만으로도 갑상선 기능 저하증의 증상들이 호전될 수 있으며, 검사 결과도 정상화될 수 있다. 요오드를 보충할 때는 대부분의 경우 요오드와 요오드화물을 하나의 혼합물로 섭취하는 것이 좋다. 그 예로 루고올 용액(Lugol's solution)이 있다. 이것은 액체이긴 하지만 금속 맛이 나므로 요오드/요오드 보충제를 경구용 알약으로 복용하는 것이 좋다.

요오드를 섭취하기 전에 자신의 요오드 수치를 측정하는 것은 매우 중요하다. 요오드 보충제나 식단 때문에 발생하는 요오드 과잉은 갑상선염과 관련되어 있다. 요오드 수치가 높을 경우, 요오드는 갑상선글로블린(thyroglobulin)에 저장될 수 있다. 요오드화된 갑상선글로블린의 수치가 높아지면 면역계가 반응하며, 이는 염증 유발의 원인이 된다. 더욱이 연구 결과에 따르면, 요오드 함량이 높은 식단을 섭취하거나 보충제를 통해 요오드를 과다하게 복용하는 일부 지역에서는 갑상선염뿐만 아니라 갑상선암도 증가하는 것으로 나타났다. 그러므로 요오드를 보충하기 전에 반드시 요오드 수치를 측정해야 한다. 만약 요오드를 이미 보충하고 있다면, 비타민 B2(리보플래빈)와 B3(니아신)를 함께 복용하라. 이들은 갑상선이 요오드를 쉽게 흡수할 수 있도록 돕는다. 일부 연구들에 의하면, 하시모토 갑상선염에 걸린 사람이 요오드를 보충해서는 안 되는 것으로 나타났다. 이 주제에 대해서는 더 많은 연구가 필요하다.

③ 철분 결핍

활동성이 낮은 갑상선이 야기할 수 있는 문제들 중 하나가 철분 결핍이다. 갑상선이 최적으로 기능하기 위해서는 체내에 충분한 철분이 있어야 한다. 만약 갑상선의 기능이 활발하지 못하면, 적혈구의 생산이 줄어들게 된다. 또한 철분은 T4를 T3로 변환하는 데 관여한다. 만약 당신이 그레이브스병이나 하시모토 갑상선염을 가지고 있다면, 최적의 면역 체계를 유지하는 데 철분은 꼭 필요하다. 철분 결핍은 다음과 같은 원인들로 인해 발생할 수 있다.

- 혈액 손실
- 극히 적은 양의 철분 소비
- 신체의 철분 흡수 능력 상실
- 생리 중 혈액 손실과 임신

여성들의 경우, 특히 가임기 여성들에게 철분이 부족할 가능성이 더 높다.

④ 마그네슘 결핍

마그네슘은 대부분의 사람들에게 부족하기 때문에 보충해야 하는 중요한 미네랄 중 하나다. 미국인 10명 중 7명은 마그네슘이 결핍되어 있다. 마그네슘 결핍으로 인해 여러 가지 증상들이 발생할 수 있으며, 그중 가장 일반적인 증상은 갑상선의 기능 저하다. 마그네슘은 요오드를 적절히 흡수하는 데 필수적이며, 신체의 모든 기관, 특히 심장, 신장, 근육의 기능에 중요하다.

마그네슘은 비타민 C와 경쟁하기 때문에, 고용량의 비타민 C를 복용하면 마그네슘의 결핍을 초래할 수도 있다. 게다가 갑상선의 정상적인 기능은 칼슘과 마그네슘의 균형에 의해 좌우된다.

마그네슘의 결핍을 야기하는 다른 원인들은 다음과 같다.

알코올 남용

특정 약물들

설사

트랜스 지방산이 많이 함유된 식단 섭취

과도한 설탕 섭취

극심한 운동 경기

위장 장애, 과도한 카페인 섭취

고 섬유질을 섭취하는 동안 마그네슘 보충제 복용

아몬드, 코코아, 시금치, 차 등과 같이 옥살산이 많이 들어 있는 음식과 음료의 소비 증가

마그네슘이 풍부한 음식의 최소 섭취

청량음료에 들어 있는 인산염

마그네슘의 불충분한 흡수

스트레스

외과적 치료

외상

⑤ 셀레늄 결핍

셀레늄은 당신의 일반적인 건강을 위해서뿐만 아니라 갑상선이나 갑상선 호르몬이 신체에서 제대로 기능하는 데 매우 중요한 미네랄이다. 셀레늄의 결핍은 T4가 T3로 전환되는 과정에 영향을 미칠 수 있다. 셀레늄의 결핍은 드물지만 특정한 조건들 아래에서 발생할 수 있다. 다음은 그러한 몇 가지 상황들이다.

셀레늄이 부족한 토양에서 재배한 식품들 섭취

· 흡수 장애, 특히 노년의 경우
· 심한 위장관 장애

⑥ 비타민 B 결핍

비타민 B2의 결핍은 갑상선의 기능 저하에 영향을 미칠 수 있다. 비타민 B2
가 부족하면 T4의 생산이 억제되고, 갑상선이나 부신은 호르몬들을 분비하지
못하게 된다. 비타민 B3는 내분비 세포가 효율적인 작업을 지속할 수 있게 해
주며, 갑상선 호르몬들의 생산에 중요한 역할을 한다. 비타민 B3는 체내에서
타이로신(Tyrosine, 아미노산)을 생산하는 데 필요하며, T3와 T4는 타이로신으
로부터 유래한다. 따라서 요오드를 보충하고 있는 경우, 비타민 B2(리보플래
빈)와 B3(니아신)를 복용하는 것은 매우 중요하다. 이것은 또한 갑상선을 건강
하게 유지하는 데도 중요하다.

⑦ 비타민 D 결핍

마그네슘과 마찬가지로, 많은 사람들은 자신들에게 비타민 D가 부족하다는 것
을 인지하지 못한다. 비타민 D가 부족하면 갑상선은 제대로 기능하지 못할 수
도 있다. 만약 당신에게 자가 면역 갑상선 질환이 있다면, 비타민 D의 결핍 여
부를 검사하는 것이 진단에 도움이 된다. 또한 당신은 혈액 검사를 받을 때 비
타민 D의 수치를 추가적으로 검사하도록 요청할 수 있다. 매일 비타민 D 보충
제를 복용하는 것 외에도, 매일 태양에 신체를 노출시키는 것도 도움이 된다.

⑧ 아연 결핍

체내에 아연이 존재하지 않는다면, 말초기관은 저활성 호르몬 T4를 활성 호
르몬 T3로 변환할 수 없다. 시상하부 역시 뇌하수체에 보낼 호르몬을 만들기
위해서 아연이 필요하며, 이 호르몬은 뇌하수체가 갑상선을 자극하는 데 쓰인
다. 신체에 아연이 많이 부족하면 갑상선의 기능 저하로 이어질 수 있다. 사실

아연은 신체에서 일어나는 100개 이상의 반응들에 쓰이는 보조 요인이다. 만성 아연 결핍은 면역 체계를 약화시킬 수 있다.

⑨ 의약품

때때로 의약품들이나 영양소 때문에 갑상선의 기능이 감소되기도 한다. 그것들은 갑상선이 정상이거나 갑상선 치료제를 복용하고 있다 해도 갑상선 기능에 영향을 미칠 수 있다. 다음의 의약품들은 갑상선 호르몬의 흡수량을 낮추거나 또는 체외 배출량을 증가시킨다.

수산화알루미늄   황산 제1 철
담즙산 격리제   락토오스
칼슘   수크랄페이트

다음은 갑상선의 기능을 변경할 수 있는 의약품들이다.

아미오다론(T4가 T3로 전환되는 것을   할로페리돌
억제한다.)   리튬(요오드 운반을 차단한다.)
시메티딘(갑상선 호르몬의 지엽적인   메토클로프라미드
신진대사를 조정할 수 있다.)   경구 피임약
클로미펜

일부 의약품들은 갑상선 호르몬의 제거율을 증가시키며, 그 결과 갑상선 호르몬은 더 빨리 신체에서 빠져나가게 된다.

카르바마제핀(Carbamazepine)   리토나비어
페노바르비탈(Phenobarbital)   세르트랄린
페니토인   타목시펜을 1년 이상 복용할 경우
리팜핀

갑상선 호르몬 치료제에 의존하는 사람들이 예를 들어 칼슘이나 철분과 같은 특정 보충제를 갑상선 호르몬 치료제와 동시에 복용할 경우, 흡수되는 갑상선 치료제의 양이 감소할 수 있다. 칼슘이나 철분과 같은 특정 보충제는 갑상선 호르몬 치료제와 동시에 복용하지 않기를 추천한다.

갑상선 기능 저하증의 징후와 증상

갑상선 기능 저하증의 조기 진단이 항상 쉬운 것은 아니다. 활동성이 낮은 갑상선을 가진 대부분의 사람들은 자신들에게 이러한 질환이 있다는 것을 인식하지 못한다. 자신이 겪고 있는 증상들이 갑상선과 관련되어 있다거나 병의 진행 초기에는 아무런 증상이 나타나지 않을 수도 있다는 사실을 알지 못한 채 일련의 증상들을 겪을 수 있다. 때때로, 담당 의사들은 이러한 증상들을 과소평가하거나 오진할 수 있다. 일반적으로 갑상선 기능 저하증의 징후들과 증상들은 몇 달 혹은 몇 년에 걸쳐 서서히 진행되며, 자주 다른 질환들과 혼동될 수 있다. 갑상선 기능 저하증의 징후와 증상은 다음과 같다.

- 여드름
- 교반/과민성
- 알레르기
- 불안/공황 발작
- 부정맥(불규칙한 심장 박동)
- 방광과 신장 감염
- 일반적으로 나타나는 안검 경련 (눈 경련)
- 손목 터널 증후군
- 높은 콜레스테롤 수치 (고콜레스테롤혈증)
- 인지 기능 저하
- 수족냉증
- 추위 민감증
- 울혈성 심부전
- 변비
- 관상동맥 심장질환/급성 심근경색 (심장 마비)
- 심박출량 감소
- 성적 관심 감소
- 심건 반사의 지연
- 결합 조직 내 뮤신(당 단백질)의 퇴적

우울증

현기증/어지럼증

입의 처짐

처진 눈꺼풀, 둔한 얼굴 표정

건조하고 각질이 일어나며 가려운
외이도

외이도의 귀지 축적(귀지)

잦은 타박상

섭식 장애

거칠고 울퉁불퉁한 팔꿈치(각화증)

자궁 내막증

발기 부전

쇄골 위에 축적된 '지방 패드'

피로

섬유 낭성 유방 질환

유체 보유

담석

앞·뒷머리 탈모

다리, 겨드랑이 그리고 팔에서 각기
다르게 나타나는 체모 손실

듬성듬성하고 거칠며 건조한 머리
카락

편두통을 포함한 두통

높은 코르티솔 수치

높은 C 반응성 단백질(CRP)

쉰, 허스키한 목소리

높은 호모시스테인 수치
(고 호모시스테인혈증)

높은 인슐린 수치(고 인슐린혈증)

고혈압

저혈당(낮은 혈당)

신장 기능 장애

집중 불능

식욕 증가

천식의 발병 위험 증가

양극성 장애의 발병 위험 증가

조현증 혹은 감정 정신병의 발병 위
험 증가

불임

불면증

철 결핍성 빈혈

관절 경직(관절통)

속눈썹의 상실 혹은 얇아진 속눈썹

3분의 1가량의 눈썹 손실

세타 및 델타 뇌파의 진폭 감소

저혈압

저체온

생리통증

비정상적인 과다 출혈을 포함한
생리불순

간 효소의 가벼운 상승

유산

- 아침 강성
- 근육통과 관절 통증
- 근육 경련
- 근육 약화
- 근육통
- 부러지고, 깨지기 쉬우며, 이랑처럼 가로 줄무늬가 있는, 두꺼운 손톱
- 한밤중에 일어나서 소변을 봐야 하는 야뇨증
- 영양 불균형
- 골다공증(뼈 손실)
- 감각 이상(타는 듯하고, 따끔거리고, 가려움을 동반한 비정상적인 감각)
- 혈액 순환 장애
- 야맹증
- 생리전 증후군(PMS)

- 부은 얼굴
- 심장 박동 감소
- 거칠고 건조한 피부
- 호흡 가쁨
- 수면 무호흡증후군
- 느린 움직임
- 느린 말
- 부은 눈꺼풀
- 다리, 발, 손, 복부의 부종
- 알레르기 발병 경향
- 이명(귀울림)
- 비타민 B12 결핍
- 체중 증가
- 베타카로틴을 비타민 A로 전환하는 능력을 상실해 노르스름하게 변색된 피부색

소아들의 성장 호르몬 결핍, 역행 자궁, 백반증, 피부암, 안구 건조, 측두 하악 관절 증후군(TMJ), 그리고 치아를 악무는 것 등의 질환들은 갑상선 기능 저하증의 증상과 징후에 속하는지를 정확히 알기 어렵다. 만약 당신이 이러한 질환들 중에서 하나 이상의 질환으로 고통 받고 있거나 증세를 완화할 수 있도록 질환의 근본 원인을 찾지 못했다면, 이제 당신의 갑상선이 얼마나 잘 기능하고 있는지를 살펴보고 검토해야 할 때일지도 모른다.

진단

갑상선 기능 저하증을 조기에 발견하는 것은 항상 쉬운 일이 아니다. 그렇지만 당신이 활동성이 낮은 갑상선으로 인해 고통 받고 있는지를 알아볼 수 있는 많은 단계들이 있다. 이 과정은 임상적 평가 그리고 혈액 검사와 같은 여러 가지 요소들을 포함하고 있다. 게다가 갑상선 질환에는 다양한 많은 원인들이 있을 수 있기 때문에, 경우에 따라서 생체 조직검사나 영상 검사들과 같은 다른 검사들을 시행할 수 있다.

① 자기 인식

38페이지에서 보았다시피, 갑상선 호르몬의 생산 부족으로 나타나는 많은 징후와 증상이 있다. 이렇게 핵심 화학 물질들이 부족하면 수많은 건강 문제들이 발생할 수 있다. 만약 당신이 이러한 여러 가지 문제들로 고통 받고 있다면, 갑상선의 기능이 저하된 상태인지를 알아보기 위해서 가정에서 할 수 있는 간단한 검사가 있다.

② 가정용 검사

만약 당신에게 갑상선 기능 저하가 의심되는 특정한 증상이나 징후가 나타난다면(38페이지 참조), 가정에서 안전하고 간단하게 검사를 시행할 수 있다(42페이지의 Box 참조). 바로 집에서 기초 체온을 측정함으로써 갑상선 기능 장애의 잠재적인 발병 가능성을 판단할 수 있다. 비록 이 검사는 갑상선 기능 장애를 확진하는 공식적인 진단법은 아니지만, 담당 의사를 방문해 추가적으로 검사를 받아야 할 필요가 있는지를 알려준다.

③ 담당 의사와의 상담

만약 당신의 갑상선에 문제가 있다고 생각되면, 갑상선의 기능을 평가하기 위해 담당 의사를 찾아가라. 그리고 갑상선을 부분이 아닌 전체적으로 검사하도록 하라.

당신에게 잠재적인 문제가 있는지를 판단하기 위한
간단한 가정용 검사

갑상선을 체내 온도조절장치로 간주할 수 있으며, 갑상선이 만들어 내는 호르몬들은 신체를 따뜻하게 유지하는 역할을 한다. 일부 환자들은 갑상선 호르몬 수치가 정상이거나 최적의 상태임에도 여전히 갑상선 기능 저하증의 증상들을 보인다. 이렇게 갑상선에 문제가 생기면 체온을 최적으로 유지할 수 없게 된다. 따라서 이러한 개개인들에게 기초 체온을 측정하는 것은 매우 중요하다.

가정에서 스스로 기초 체온을 측정해서 갑상선에 문제가 있는지를 확인할 수 있다. 아침에 일어나기 전, 잠에서 깨자마자 체온을 측정한다. 연이어 3일 동안 체온을 측정하고 기록한다.

정상적인 체온은 36.5~36.7도다. 만약 당신에게 갑상선 기능 저하증이 있다면, 평균 체온은 36.5도 이하일 것이다. 생리 중인 여성의 경우, 생리 주기 중의 체온을 측정하라.

ⅰ) 임상 평가

담당 의사는 갑상선을 전반적으로 세밀하게 검사하고, 촉진을 통해 갑상선에 덩어리, 결절, 종양(갑상선종) 또는 종괴가 생겼는지를 확인할 것이다. 그뿐만 아니라 갑상선의 크기를 검사하고 갑상선이 단단하고 견고하게 고정되어 있는지를 확인할 것이다.

ⅱ) 혈액 검사

혈액 검사는 가장 흔한 검사이며, 갑상선 질환을 진단하고 치료하는 데 중요한 역할을 한다. 갑상선 기능 저하증을 앓고 있는지를 확인하기 위해서는 여러 가지 혈액 검사들이 시행될 것이다. 담당 의사는 TSH, 자유 T4, 자유 T3, rT3 그리고 갑상선 항체(24페이지의 〈표 1.2〉 참조)들을 평가할 것이다.

또한 갑상선결합글로불린(TBG)도 측정할 수 있다(24페이지 참조). 이것은 갑상선에 저장된 호르몬의 양을 나타낸다. 이것은 간에서 만들어지며 질병, 간 질환 그리고 일부 의약품들에 영향을 받는다. 때때로 에스트로겐이 TBG 의 수치를 높일 수 있으므로, 담당 의사는 TBG 측정 검사 또한 주문할 수 있 다. 또한 담당 의사는 TSH의 분비를 검사하기 위해 갑상선 자극호르몬 분비 인자(TRF)라고 불리기도 하는 갑상선자극호르몬 분비호르몬(TRH)을 추가적 으로 검사할 수도 있다. 이 호르몬은 뇌하수체를 자극하여 프로락틴과 갑상선 자극호르몬(TSH)을 분비시킨다(25페이지 참조).

일부 사람들은 말 그대로 자기 신체가 자신의 갑상선을 공격하는 경향을 띠 는 자가 면역 반응을 보이는데, 이 때문에 신체는 갑상선 호르몬을 정상적으 로 혹은 불충분하게 생산하기도 한다. 이렇게 자가 면역 반응으로 발생하는 갑상선 질환을 하시모토 갑상선염이라고 한다. 이 경우, 검사 결과에서는 갑 상선 항체 수치들이 높게 나타날 것이다(24페이지의 〈표 1.2〉 참조).

iii) 영상 검사

혈액, 항원 그리고 항체 등 실험실에서 이루어지는 검사들만으로는 다양한 형 태의 갑상선 기능 장애를 진단하기에 충분하지 않을 수 있으므로 때때로 더 많은 검사들이 요구되기도 한다. 영상 검사는 다양한 갑상선 질환들을 진단하 기 위해 시행되며, 다음과 같은 검사들이 있다.

요오드 섭취 스캔 : 갑상선으로 흡수되는 요오드의 양을 측정한다.

갑상선 스캔 : 일반적으로 요오드 섭취와 함께 방사성 동위원소를 투여한 다. 요오드를 흡수하지 않는 갑상선 세포들은 화면에 '밝게(냉)', 너무 많은 양의 요오드를 흡수하는 세포들은 '어둡게(열)' 나타날 것이다.

갑상선 초음파 : 고주파 음파는 갑상선의 이미지를 제공한다. 세밀함이 요 구되는 생체 조직 검사를 수행할 때 도움이 된다.

iv) 미세침흡인술(FNA)

미세침흡인술은 갑상선에 암세포들이 존재하는지를 알아내거나 암세포들을 배제하기 위해 흔히 시행되는 생체 조직 검사 절차의 한 유형이다. 이 검사는 갑상선에서 부종이나 덩어리가 발견될 경우 일반적으로 시행된다. 미세침흡인술로 비정상적인 조직이나 액체에 들어 있는 세포들의 유형을 식별할 수 있다(3장의 67페이지 참조).

갑상선 기능 저하증의 치료

저하된 갑상선의 기능을 치료할 때 고려해야 할 몇 가지 사항들이 있다. 간을 해독하고 소화 기관을 건강하게 유지하는 것은 치료에 도움이 된다. 또한 영양 결핍이 있을 경우 영양 상태를 개선함으로써 갑상선 기능을 향상시킬 수 있다. 아마도 당신은 갑상선이 정상적으로 기능하는 것을 방해하는 약물을 복용하고 있을 수도 있다. 이것은 진행 중인 약물 치료를 중단하라는 의미는 아니지만, 그 약물 때문에 갑상선이 최적의 기능을 하지 못할 수도 있음을 의미한다. 그리고 특정 약물로 인해 고갈된 영양소를 대체해야 함을 의미할 뿐만 아니라 복용하고 있는 다른 약물 때문에 갑상선 치료제를 복용해야 할 수도 있음을 의미한다. 끝으로, 갑상선 대체제가 도움이 된다.

① 해독

갑상선 기능 저하증을 앓고 있는 환자들 중 일부에게는 때때로 약물 치료보다 양질의 해독 프로그램이 더 효과적일 수 있다. 주변 환경과 식단에 들어 있는 독성 성분들이 갑상선 질환들을 초래하기도 하는데, 갑상선을 해독함으로써 이러한 갑상선 질환들을 치료할 수 있다. 폴리염화비페닐(PCB), 다이옥신, 살충제(DDT), 헥사클로로벤젠(HCB), 프탈레이트 그리고 높은 함량의 납, 비소 및 수은과 같은 중금속들은 갑상선 기능 장애를 일으키며, 갑상선 호르몬의 생산과 전환에 영향을 미칠 수 있다. 이러한 독성 성분들의 대부분을 측정하여 제거한다면 갑상선 질환의 증상들을 없앨 수 있을 뿐만 아니라 건강한 삶을 영위하는 데 도움을 줄 것이다. 만약 당신이 해독을 위한 보조제들을 사용해 본 적이 없다면, 우선 담당 의사와 상의하는 편이 좋을 것이다.

해독 프로그램을 가장 효과적으로 사용하려면 당신은 특정 가이드라인을 따를 필요가 있다.

양질의 클렌징 상품을 선택하라.

건강한 음식을 섭취하고, 가공된 음식, 설탕 및 간식을 피하라.

정제된 물을 마시고 술, 음료수 및 설탕이 함유된 음료를 피하라.

독소가 제거되고 있는지를 확인하라.

첫 번째 해독 프로그램을 마친 후, 일 년에 한 번씩 해독을 추천한다(아래의 식단 참조).

4R 프로그램(제거, 대체, 재증식, 회복)은 위장관 계통의 장애를 치료하고, 나아가 위장관 계통의 건강을 안정화시키는 데 효과적인 방법이다(9장 참조). 4R 프로그램을 통해 위장관 계통의 건강이 향상된 환자들의 경우, 갑상선 기능 저하증의 증상들은 더 이상 보이지 않으며, 혈액 검사 결과 역시 정상화된다.

② 식단

당신은 보충제뿐만 아니라 식단에 따른 음식을 섭취함으로써 갑상선의 건강을 위해 필요한 몇몇 영양소들을 얻을 수 있다. 혈액 검사를 통해 어떤 영양소가 결핍되었는지 알아볼 수 있으며, 식단과 영양 보충제가 필요한지 여부를 결정할 수 있다. 다행히 T4가 T3로 전환되는 과정을 촉진할 수 있는 보충제, 허브 그리고 영양소가 있다. 이때 다음 사항들을 고려해 볼 수 있다.

허브 일종인 아슈와간다

고단백질 식단

요오드

철분

멜라토닌

칼륨

남성의 경우 테스토스테론의 대체
(갑상선결합글로불린의 농도 감소)

셀레늄

티로신(아미노산)

비타민 A, B2, E

아연

일부 연구에 따르면 콩 함유량이 높은 식단은 갑상선의 기능을 저하시킬 수 있는 것으로 나타났다. 이 주장은 의학 문헌에서도 논란의 여지가 있지만, 당신이 콩 함유량이 높은 식단을 따르고 있다면 콩 섭취량을 줄여 갑상선 기능이 개선되는지를 확인해 볼 수 있다.

가공 식품과 탄산음료로 구성된 식단은 마그네슘의 결핍을 야기한다. 견과류, 씨앗, 콩류, 육류, 쌀 그리고 귀리와 같은 곡물들로 구성된 식품들에는 마그네슘이 풍부하게 함유되어 있다.

철분은 고기, 생선, 가금류와 같은 음식에서 찾을 수 있으며, 이런 음식들 속에 들어 있는 철분은 쉽게 흡수된다. 견과류, 야채, 곡물 그리고 과일 같은 식물을 기반으로 하는 식품들은 흡수가 잘 되지 않는다. 페리틴(체내에서 철분과 결합하는 단백질)의 수치를 정상 범위 안에서 유지하려면, 먹는 음식이나 보충제 혹은 둘 다에서 철분을 충분히 섭취해야 한다.

풍부한 비타민 B2를 지속적으로 섭취하기 위해서는 고기, 버섯, 아몬드, 통곡물 그리고 잎이 많은 녹색 채소들을 식단에 포함시켜야 한다. 비타민 B3가 많이 들어 있는 식품으로는 닭고기, 칠면조, 쇠고기 그리고 잣 등이 있다. 비타민 D가 들어 있는 일부 음식으로는 생선 간유, 쇠고기 간, 달걀, 알팔파 그리고 버섯 등이 있다. 미네랄 아연은 육류, 견과류, 콩과 식물, 해산물 그리고 통곡물과 같은 단백질이 풍부한 식품들에서 찾을 수 있다.

만약 갑상선 자가 면역 항체가 높거나 양성인 경우 가장 좋은 방법은 글루텐의 섭취를 중단하는 것이다. 그리고 당신이 택할 수 있는 차선책은 위장관 계통이 건강해지도록 하는 것이다(9장 참조).

③ 보충제

갑상선을 안정시키고, 그 기능을 회복하기 위해서 당신이 섭취할 수 있는 일련의 영양 보충제들에는 요오드, 마그네슘, 셀레늄, 비타민 B, 비타민 D 그리고 아연과 같은 것들이 있다. 이러한 영양소들 중의 어느 하나가 결핍되면 건강에 부정적인 영향을 미칠 수 있다. 갑상선 기능 저하증을 앓고 있는 환자라해도 똑같은 영양소가 결핍된 것은 아니므로, 당신에게 어떤 영양소가 결핍되어 있는지를 진단하기 위해서는 검사가 필요하다. 만약 당신에게 기본 영양소들이 결핍되어 있는 경우, 종합 비타민을 복용하면 갑상선의 기능을 개선하는데 도움이 될 것이다.

요오드 요오드는 체내에서 치료 작용을 한다. 이것은 항박테리아성, 항암성, 항기생충성, 항바이러스성 그리고 점액용해성 물질이다. 갑상선이 호르몬을 만드는 데는 매일 요오드가 필요하다.

철분 철분과 기타 미네랄은 갑상선의 호르몬 합성에 중요한 역할을 한다. 저장 형태의 철분인 페리틴의 최적 수치는 100ng/ml이다. 생리를 하게 되면 매달 철분 손실이 생기기 때문에, 생리 중인 여성의 경우 페리틴 수치는 최소 130ng/ml 이상이 되어야 한다. 페리틴의 수치가 높아지면 심장병이 발생할 위험이 증가하므로, 철분을 섭취해야 하는 경우 담당 의사와 상담하라.

마그네슘 마그네슘, 건강한 갑상선 그리고 심장과 관련된 증상들 사이에는 직접적인 관련이 있다. 그러나 마그네슘의 결핍은 검사하기 어렵다. 어두운 색을 띤 잎이 많은 채소, 씨앗 그리고 견과류를 포함한 균형 잡힌 식사를 하고, 식단에서 카페인을 제거함으로써 마그네슘 섭취를 늘릴 수 있다. 경구용 알약이나 마그네슘 오일과 같은 마그네슘 보충제는 특정 약물과 상호 작용을 할 수 있으므로 주의해서 복용해야 한다. 만약 당신이 어떤 약물을 복용하고 있다면, 담당 의사를 찾아가 부정적인 상호 작용이 일어날 수 있는지 확인하라.

셀레늄 심각한 질병을 가진 환자들을 대상으로 한 연구에 따르면, 셀레늄 보충이 갑상선의 수치를 정상화시키는 데 도움이 되는 것으로 나타났다. 매일 한두 개의 브라질너트 또는 마늘을 식단에 추가하면, 당신에게 필요한 셀레늄을 보충하는 데 도움이 될 것이다. 셀레늄은 유독성 영양소이므로 고용량의 셀레늄을 복용하기 전에 담당 의사에게 문의하라.

비타민 B2 갑상선에 있는 효소들을 조절하고 갑상선의 기능을 건강하게 유지하려면, 충분한 양의 비타민 B2를 섭취해야 한다. 아몬드, 적당량의 달걀, 캐슈(cashews), 연어 그리고 브로콜리를 섭취하면 비타민 B2의 수치를 높일 수 있다.

비타민 B3 비타민 B3는 강력한 면역 체계를 구축하는 데 중요하다. 그리고 갑상선의 기능이 저하되는 원인은 종종 약한 면역 체계와 관련이 있다. 비타민 B3의 결핍이 가벼운 수준일 경우, 하루 50~100mg을 권장한다.

비타민 D 비타민 D는 뼈를 강하게 유지시켜 주는 열쇠다. 그러나 연구에 따르면, 비타민 D의 수치가 낮으면 갑상선의 기능과 면역 체계가 제대로 작동하는 데 영향을 미칠 수 있는 것으로 나타났다. 비타민 D의 수치를 측정하고 정확한 복용량을 결정하기 위해 담당 의사와 상의하라.

아연 아연을 보충하면 갑상선의 호르몬 대사가 최적으로 이루어지는 데 도움이 된다. 아연 결핍을 치료하기 위해서 당신은 건강한 식단을 따르고 아연 보충제를 섭취할 수 있다. 단, 너무 많은 아연을 복용하면 독성을 일으킬 수 있다. 아연의 일일 섭취량이 감소하거나 흡수가 잘 이루어지지 않으면, 아연 결핍을 초래할 수 있다.

④ 갑상선 호르몬 대체 요법

갑상선 호르몬의 대체를 고려할 때는 갑상선 호르몬이 신체에서 어떻게 대사되는지 봐야 한다. 신체에는 연간 약 50mg의 요오드가 필요하다. 갑상선에서 분비되는 T4의 약 70퍼센트는 T3와 rT3를 만들어 내기 위해 매일 일정하게 탈요오드화된다. 순환하는 T3의 80퍼센트는 T4의 티로솔(thyrosol)고리에서 일어나는 국부적인 일-탈요오드화(monodeionization)의 결과이며, 이러한 탈요오드화는 간, 신장 및 다른 조직들에서 일어난다. rT3의 순환 역시 같은 방식으로 이루어진다. 또한 갑상선 호르몬의 신진대사는 다른 경로로도 이루어진다. 이 경우 글루쿠로네이트 혹은 황산염과 결합하여 담즙 속으로 배출되거나, 탈카르복실화 될 수 있다. T4의 20~40퍼센트는 나중에 대변을 통해 제거된다.

연구에 따르면, 갑상선 호르몬의 대체가 필요한 경우 대부분의 환자들은 T3와 T4 모두를 대체하는 것으로 나타났다. 이 연구에서는 갑상선 기능 저하증을 앓고 있는 환자들 중에서 T4로 치료한 89명의 환자를 T4로 치료하지 않은 환자들과 비교하였다. 이 두 환자 그룹들 사이에는 어떤 차이도 없었다. 사실, 세포 내 갑상선 호르몬 수용체는 T3에 대해 높은 친화력을 가지고 있다. 수용체에 결합하는 갑상선 호르몬 분자들의 90퍼센트는 T3이고, 10퍼센트는 T4이다. T3와 T4 모두를 처방한 다른 연구에서는 대부분의 환자들이 보다 적은 증상들을 보였다는 것을 확인했다. T3와 T4 모두를 복용한 환자들을 대상으로 한 또 다른 연구에서는 환자들의 혈액 검사 결과가 좋지 않음에도 증상이 더 좋아진 것으로 느꼈다.

갑상선 호르몬을 대체하는 데는 여러 가지 방법들이 있는데, 모두 처방된 약을 복용하는 것이다. 당신은 T4나 T3를 단독으로 복용하거나, 일반적으로 (돼지에서 추출한) 건조 포크린 갑상선으로 규정되는 T4와 T3 모두를 복용할 수 있다. 의학 문헌에 실린 일부 연구들은 하시모토 갑상선염(52페이지 참조)의 경우 포크린 갑상선으로 치료하는 것은 최선이 아닐 수도 있다고 지적한다. 이 문제는 포크린 갑상선이 아니라 합성된 형태의 호르몬을 처방함으로써 해결할 수 있다.

다음은 북미에서 처방전으로 흔히 사용할 수 있는 합성된 형태의 갑상선 호르몬들이다. 대부분은 T4와 T3의 비율이 4 대 1에 가깝다.

아머 타이로이드(돼지)
(T4와 T3의 비율 : 4 대 1)

유타이로이드(T4와 T3의 비율 : 4 대 1)

리오트릭스(T4와 T3의 비율 : 4 대 1)

S-P-T(콩기름 위에서 부유하는

포크린 갑상선)

소에서 추출한 갑상선 호르몬

(Thyrar, bovine)

타이로이드 스트롱
(T4와 T3의 비율 : 3.1 대 1)

타이로이드 USP
(T4와 T3의 비율 : 4.2 대 1)

타이롤라(Thyrolar)
(T4와 T3의 비율 : 1 대 1)

다음은 북미에서 사용할 수 있는 가장 보편적으로 처방되는 T4들이다. 이들 모두는 체내에서 즉시 흡수되며, 갑상선 호르몬의 흡수를 방해할 수 있는 유당을 포함할 수 있다. 흡수율은 48~80퍼센트까지 다양하다.

엘톡신(Eltoxin)

레보티로이드(Levothyroid)

레보실(Levoxyl)

신트로이드(Synthroid)

마지막으로 북미 지역에서 가장 흔하게 사용되는 호르몬 T3는 모두 체내에서 즉시 흡수된다.

사이토밀(Cytomel)　　　　　　　　　　트리오스타트(Triostat, 주사 가능)

리오타이로닌 나트륨(포괄적인 일반 명칭)

합성된 형태의 갑상선 치료제는 조제를 위해 특별히 훈련된 약국에서 만들어진다. 합성된 형태의 갑상선 호르몬을 사용하면 T4와 T3의 비율을 원하는 대로 가질 수 있다는 이점이 있다. 4대 1의 비율로 조제된 합성 형태의 갑상선 호르몬이 당신에게는 가장 좋은 비율이 아닐 수도 있다. 다시 말해서, 처방대로 조제되는 갑상선 치료제는 필요에 따라 맞춤화되고 개인화된다. 하나의 일률적인 용량이 모든 환자에게 적절하지는 않다. 또한 이러한 일률적인 용량의 갑상선 치료제를 복용하게 되면, 당신은 어떤 첨가제도 얻지 못한다. 또한 합성된 형태의 갑상선 치료제를 처방하는 의사는 필요할 경우 셀레늄, 크롬, 아연, 요오드 또는 다른 영양소를 추가할 수 있다.

갑상선 치료를 시작하면, 당신은 갑상선의 호르몬 수치를 6주 후에 측정해야 한다. 일단 최적의 복용량에 대한 계획이 세워지면, 6개월마다 갑상선의 호르몬 수치를 다시 측정해야 한다. 체중 증가나 감소와 같은 상황이 발생하면, 갑상선 치료제의 복용량을 변경할 수 있다. 당신이 가진 스트레스의 양 또한 갑상선 치료제의 복용량에 영향을 미칠 수 있다.

결과(예후)

일단 갑상선 기능 저하증의 원인이 확인되고 제거되면, 갑상선에 더 이상 손상이 가지 않도록 해야 한다. 그러나 환자들은 갑상선 호르몬의 수치를 정상화하기 위해서 일반적으로 평생 동안 T3 혹은 T4 호르몬을 병용하여 복용한다. 일단 치료가 완료되면, 갑상선 기능 저하증의 모든 징후들과 증상들은 서서히 사라질 것이다.

하시모토 갑상선염(Hashimoto's Thyroiditis : HT)

하시모토 갑상선염은 자가 면역 질환이며 하시모토병, 만성 림프성 갑상선염 그리고 자가 면역성 갑상선염이라 불리기도 한다. 신체의 면역 체계는 일반적으로 박테리아 혹은 바이러스 등과 같은 질병을 유발하는 침입자들을 공격하기 위해 설계되었지만, 어떤 특정 조건하에서는 이러한 면역 체계가 갑상선을 공격할 수 있다. 이로 인해 갑상선에 염증이 생길 수 있으며, 이를 하시모토 갑상선염이라 부른다. 갑상선 조직에 염증이 생기면, 갑상선은 호르몬을 적게 만들어 낼 뿐만 아니라 신체의 정상적인 신진대사에 지장을 준다. 이 질환은 서서히 시작되며, 수개월 또는 수년 동안 발견되지 않을 수 있다.

하시모토 갑상선염은 갑상선 기능 저하증의 가장 흔한 원인이다. 유전적 그리고 환경적 요인들로 인해 갑상선의 기능이 떨어질 수 있다. 비록 남성과 청소년에게도 영향을 미치지만, 대부분의 경우 중년 여성에게 영향을 미친다. 일반적으로, 하시모토 갑상선염의 증상과 징후는 갑상선 기능 저하증의 징후나 증상과 유사하다. 이 질환은 서서히 진행되고 만성 갑상선 질환의 원인이 되기도 한다.

위험 요소

하시모토 갑상선염의 근본 원인인 자가 면역 항체들의 갑작스런 증가는 많은 여러 가지 이유들 때문에 발생할 수 있다. 다음 요소들은 개인이 이 병에 걸릴 위험이 높은지 여부를 나타낸다.

① 나이
하시모토 갑상선염의 징후는 대개 30~50세 사이에 나타난다. 어린이, 청소년 그리고 젊은 여성에게서도 발생할 수 있다.

② 성별

갑상선과 관련된 대부분의 질환들과 마찬가지로 하시모토 갑상선염은 남성보다 여성에게서 더 쉽게 발병한다.

③ 유전학

최근 연구에 따르면, 자가 면역 갑상선 질환이나 하시모토 갑상선염의 발병에 유전이 중요한 역할을 하는 것으로 나타났다. 또한 자가 면역을 유발시키는 경향이 있는 다른 유전자도 이 질환을 유발할 수 있다. 하지만 질환이 발병하기 위해서는 아래 나열된 환경 요인들 중 하나 이상이 필요하다.

원인

하시모토 갑상선염을 유발할 수 있는 여러 가지 조건들이 있다. 여기에는 다음 사항들이 포함된다.

① 환경에 대한 노출

하시모토 갑상선염뿐만 아니라 다른 형태의 자가 면역 질환을 유발할 수 있는 수많은 화학 물질이 있다. 여기에는 과염소산염, 불소, 리튬, 수은, 비스페놀 A 그리고 테플론이 포함된다.

② 과도한 요오드

요오드가 다량 함유된 식단, 요오드 보충제의 섭취 혹은 다량의 요오드가 함유된 약물의 복용은 하시모토 갑상선염을 유발할 수 있다.

③ 임신

임신한 여성의 경우 체내에서 일련의 호르몬 변화가 크게 일어난다. 때때로 임신 중 또는 후에 갑상선 기능 장애가 어떤 형태로든 나타날 수 있다. 임신 중 갑상선에 문제가 있었던 여성의 대략 20퍼센트에게서 몇 년 후에 하시모토 갑상선염이 발병할 수 있다는 통계가 있다.

④ 방사선에 대한 노출
드문 경우지만, 다량의 방사선에 노출되면 자가 면역 갑상선 질환이 발생할 수 있음이 연구 결과에서 밝혀졌다.

징후와 증상

하시모토 갑상선염의 징후와 증상은 갑상선 기능 저하증의 징후나 증상과 같다(38페이지 참조).

진단

하시모토 갑상선염의 조기 진단이 항상 쉬운 것은 아니다. 갑상선 기능 저하 증상을 겪고 있는 환자의 대부분은 자신에게 이 질환이 있다는 사실을 인식하지 못한 채, 여러 가지 증상들을 겪을 수 있다. 이 질환이 하시모토 갑상선염인지 아닌지를 확인할 수 있는 몇 가지 검사들이 있다. 진단의 핵심 요소는 갑상선 기능 저하증이 자가 면역 반응에 의해 발생했느냐를 결정하는 것이다. 진단의 방법이나 검사는 갑상선 기능 저하증의 진단 방법이나 검사와 동일하다(41~44페이지 참조).

하시모토 갑상선염의 치료

하시모토 갑상선염이 확진될 경우 치료에 쓰일 수 있는 일련의 치료법들이 있다. 하시모토 갑상선염을 가진 환자는 체내 자가 면역 항체의 수치를 낮추려고 노력해야 한다. 자가 면역 반응 프로세스를 돕는 음식들을 피하는 것은 수치를 낮추기 위한 안전한 방법이다. 염증을 유발하는 음식들을 추출하고 갑상선의 증상들을 완화할 수 있는 해독 식단을 생각하라(44페이지의 해독 부분 참조). 또한 글루텐이 함유되지 않은 음식을 섭취해야 한다. 알레르기를 유발하는 음식들을 피하고, 위장관 계통의 기능을 최적으로 유지한다면, 증상을 감소 혹은 완화할 수 있다(제9장 갑상선 호르몬과 소화기 건강, 191페이지 참조). 게다가 연구에 따르면 200mcg의 셀레늄을 보충하면 갑상선과산화효소(TPO) 항체가 감소하고, 일부 환자들에게서는 TPO 항체의 수치가 정상화된 것으로 나타났다. 셀레늄을 보충하기 전에 담당 의사에게 문의하라.

결과(예후)

하시모토 갑상선염을 완치할 수는 없지만, 잘 관리할 수는 있다. 하시모토 갑상선염을 갑상선 호르몬으로 치료하게 되면, 갑상선 호르몬 수치들은 정상으로 돌아갈 수 있으며 그 징후와 증상은 일정 부분 회복할 수 있다. 그뿐만 아니라 신체에 염증을 증가시킬 수 있는 음식물을 멀리하면 신체의 면역 반응이 악화되는 것을 피할 수 있다. 하시모토 갑상선염을 가진 가임기 여성의 경우, 임신을 계획하는 데 어려움이 있을 수 있으므로 임신을 계획할 때는 담당 의사와 상담하라.

갑상선 기능 저하증에 의한 혹은 연관된 질환들

갑상선 기능 저하증과 관련된 많은 질병과 질환이 있다. 우울증은 심장 질환, 기억 상실과 마찬가지로 갑상선 기능 저하증과 밀접한 관련이 있다. 이러한 질환의 과정에 대해 이 책의 각 장에서 다룬다.

① **강직성 척추염**(Ankylosing Spondylitis : AS)

강직성 척추염은 척추에 영향을 미치는 일종의 만성 류머티스 질환이다. 척추 뼈들이 목에서 허리까지 서로 붙어서 뻣뻣해지는 질환으로, 통증을 유발할 수 있으며, 결과적으로 상체가 앞으로 구부러진 자세를 야기할 수 있다. 일반적으로 이 질환은 여성보다 남성에게서 2~3배 더 흔하게 나타난다. 강직성 척추염을 일으키는 염증에 대한 연구가 이어지고 있다. 이러한 염증성 프로세스는 갑상선 기능이 미흡하고 신체의 자가 면역 체계가 활성화된 사람들과 관련이 있다.

② **주의력 결핍 과잉행동장애**(Attention Deficit Hyperactivity Disorder : ADHD)

주의력 결핍 과잉행동장애는 충동적 증상들, 부주의, 쉽게 산만함, 건망증 그리고 일상생활에 영향을 주는 과다 활동을 특징으로 하는 질환이다. ADHD 가 갑상선 기능 장애와 관련이 있다는 일부 연구 결과들이 있다. 연구에 따르면 TSH의 수치가 증가하면 주의력을 유지할 수 없는 것으로 밝혀졌다.

③ **만성 피로 증후군**(Chronic Fatigue Syndrome : CFS)

만성 피로 증후군은 갑상선 기능 저하와 관련이 있는 질환이지만, 자주 오진된다. 진단이 정확하다면, 환자들의 대다수는 25~45세 사이 여성이다. CFS 는 운동이 아닌, 장기간의 피로 때문에 걸리는 의학적 질환이며, 정상적인 일상 활동을 수행하는 능력이 줄어들게 된다. 연구에 따르면 CFS는 갑상선 자가 면역 질환과 관련이 있으며, 만성적으로 활동하는 면역 체계로 인해 피로와 에너지 부족을 경험하게 되는 것으로 밝혀졌다.

④ 섬유 근육통(Fibromyalgia : FMS)

섬유 근육통은 광범위하게 나타나며 좀처럼 없어지지 않는 근 골격 통증, 쓰라림, 압통 등을 특징으로 하는 관절염과 관련된 질환이다. 이 질환은 가장 일반적인 만성 통증 질환 중 하나이며, 남성보다 여성에게 더 많은 영향을 미친다. FMS의 가장 흔한 증상들은 갑상선 기능 저하증의 증상들과 유사하기 때문에 때때로 오진되는 경우가 있다. 일부 전문가들은 섬유 근육통 역시 면역 기능 장애와 관련이 있다고 언급한 반면, 다른 전문가들은 이 질환이 활동성이 낮은 신진 대사 혹은 갑상선 기능 저하 그리고/또는 미토콘드리아의 기능 장애(신체에서 에너지를 생산하는 세포)를 나타내는 표시라고 주장한다.

⑤ 인슐린 민감도(Insulin Sensitivity) 혹은 인슐린 저항성(Insulin Resistance)

인슐린 민감도는 신체가 인슐린의 효과에 대해 내성을 가지고 있으며, 경우에 따라서 제2형 당뇨병으로 이어질 수 있음을 암시한다. 한 연구에 따르면, TSH의 수치가 낮을수록 그리고 T4의 수치가 높을수록, 인슐린 민감도가 향상되고 HDL의 수치가 높아지며 혈관내피 세포(혈관 내막과 관련이 있음)의 기능이 향상되는 것으로 나타났다.

⑥ 체중 증가

갑상선 호르몬들은 기초 대사율을 포함한 신진 대사를 조절한다. 그러므로 갑상선 기능 저하증은 체중 문제의 숨겨진 원인이 될 수 있다. 갑상선 호르몬은 허리 라인 형성에 큰 영향을 미칠 수 있다. 갑상선 기능 저하증에 걸리게 되면 체중 감량이 어려우며, 심지어 체중이 증가할 수 있다. 다시 말해서, 설령 먹는 것을 조심한다고 하더라도, 칼로리를 에너지로 전환하는 능력이 부족하다는 의미다. 사용하지 않은 칼로리들은 결국 체중 증가의 원인이 된다. 시간이 흐르면서 4~7킬로그램 정도 체중이 서서히 불어날 수 있다. 그뿐만 아니라 줄어든 신진 대사와 갑상선 기능 저하증의 다른 증상들이 겹쳐지면 체중 감량은 마치 승산 없는 싸움처럼 보이게 된다. 갑상선 기능 저하증으로 인해 우울증과 불면증이 생기게 되면, 건강에 좋지 않은 탄수화물과 '나쁜' 지방이 많이 들어 있는 음식들을 탐닉할 가능성이 높아진다. 마찬가지로, 갑상선 기능 저하 때문에 피로를 느끼게 되며, 여분의 칼로리를 소모하는 데 필요한 육체적 활동이 어려워진다.

결론

갑상선이 최적으로 기능하기 위해서는 적절한 영양 섭취가 필요하다. 따라서 이것은 독소에 대한 노출, 다른 호르몬 기능 그리고 약물의 사용과 관련이 있다. 이 장에서 살펴본 것처럼, 최적의 갑상선 기능을 결정하는 데는 정확한 측정 기술들을 포함한 많은 요인들이 있다. 대부분의 사람들은 갑상선의 기능을 최적화하기 위해서, 결과적으로 건강을 전반적으로 향상시키기 위해서 T3와 T4가 모두 들어 있는 갑상선 호르몬 대체재를 필요로 한다. 다음 장에서 당신은 갑상선 호르몬을 비정상적으로 과다하게 분비하는 갑상선 기능 항진증의 증상, 원인, 진단 그리고 치료에 대해 배우게 될 것이다.

3
갑상선 기능 항진증

일반적인 정의로서, 갑상선 기능 항진증은 대개 갑상선 호르몬이 체내에서 과다하게 만들어지는 상태를 의미한다. 그러나 의학 서적에는 갑상선 호르몬의 과다 생산과 연관된 두 가지 용어들, 즉 갑상선 기능 항진증과 갑상선 중독증이 있다. 이들은 갑상선 호르몬이 체내에서 과다하게 생산되는 것과 연관이 있지만, 완전히 별개의 다른 질환들이다.

갑상선 기능 항진증이라는 용어는 갑상선이 호르몬을 장기간에 걸쳐 과다하게 생산, 분비하는 데서 비롯되는 장애를 의미한다. 갑상선 기능 항진증을 가진 환자들의 경우, 대부분의 증상들이 매우 미묘하게 나타날 수 있으며, 증상을 알아차릴 때까지 몇 주에서 수개월이 걸릴 수도 있다. 갑상선 기능 항진증은 갑상선 호르몬이 경미하게 증가하는 과정에서 발생하기 때문에, 그 결과 환자들은 그것에 대해 주의를 기울이지 않거나 혹은 담당 의사를 찾지 않을 수 있다. 갑상선 기능 항진증은 장기간에 걸쳐 진행되는 질환이다.

다른 한편으로, 갑상선 중독증은 갑상선에서 일어나는 생리학적 변화들로 인해 갑상선 호르몬이 과다하게 생산되는 것과 연관이 있다. 나중에 논의하겠지만, 예를 든다면 이 질환은 갑상선에 생긴 염증이나 손상 혹은 특정한 약물의 복용이나 중지로 인해 발생할 수 있다. 갑상선 중독증을 앓고 있는 사람들은 증상이 시작된 날짜를 대개 정확히 파악하고 있으며, 사람들의 대부분은 즉시 의학적 조치를 취한다.

갑상선의 기능이 정상적일 경우, 갑상선 호르몬은 30~60일 간격으로 혈류로 분비된다. 만약 갑상선 중독증에 걸리게 되면, 호르몬은 며칠 혹은 몇 주와 같이 짧은 기간에 걸쳐 분비된다. 이러한 상태를 일시적인 호르몬 과잉 상태(transient hormone excess state)라고 부른다. 심지어 갑상선 중독증이 보다 더 짧은 기간 내에 발생하게 되면, 이 상태를 갑상선 폭풍(thyroid storm) 혹은 갑상선 위기(thyroid crisis)라고 부른다. 이것은 응급 상황으로 간주해야 하며, 즉시 치료해야 한다. 치료하지 않으면 사망할 수 있다.

갑상선 호르몬의 과다 생산을 설명하는 전반적인 용어로서 때때로 갑상선 기능 항진증을 사용하기 때문에, 갑상선 중독증을 갑상선 기능 항진증의 범주로 생각할 수 있다. 갑상선 중독증의 치료는 갑상선 기능 항진증과 관련된 다른 질환들에 쓰이는 치료와 매우 다를 수 있기 때문에 혼란스러울 수 있다. 갑상선 기능 항진증 그리고/혹은 갑상선 중독증과 관련된 또는 이들에 의해 야기된 여러 가지 수많은 질환들이 있다.

다음은 여기에 포함되는 질환들이다.

외인성 원인들	방사선 갑상선염
인위적인 갑상선 기능 항진증	(Radiation thyroiditis)
(체중 감량을 시도하는 환자들의 경우)	아급성 갑상선염
의인성 갑상선 기능 항진증	(Subacute thyroiditis)
요오드에 의한 갑상선 기능 항진증	갑상선염
(요오드-바제도우 질환)	독성 갑상선종(Toxic goiters)
그레이브스병 (자가 면역 과정)	다결절성 갑상선종
초기 단계의 하시모토 갑상선염	(Multinodular goiter)
무통성 갑상선염(Painless thyroiditis)	독성 선종(Toxic adenomas)

갑상선 기능 항진증

보다시피, 발병할 수 있는 갑상선 기능 항진증은 여러 가지 유형이 있다. 갑상선 기능 항진증인지를 규정하기 위해서는 갑상선의 상태를 확인할 수 있어야 하고, 어떤 선택을 해야 되는지를 알아야 한다. 다음 섹션에서는 그것에 대한 정보를 서술한다.

위험 요인

갑상선 기능 항진증의 발병 가능성을 높이는 여러 가지 위험 요인들이 있다. 다음 요소들은 개인에게 발병 가능성이 높은지 여부를 나타낸다.

① 나이

갑상선 기능 항진증은 연령에 상관없이 발생할 수 있지만, 60세 이상의 고령에게서 더 일반적이다. 다른 한편으로는 그레이브스병은 일반적으로 20~40세 사이에서 발병한다.

② 성별

일반적으로 남성보다 여성에게서 갑상선 기능 항진증의 발병 가능성이 더 높다. 그레이브스병과 관련해서, 남성의 경우 발병 가능성이 8대 1의 비율로 여성보다 훨씬 낮다.

③ 유전학

통계 자료들에 따르면 유전은 갑상선 기능 항진증에 걸리기 쉬운 개인적 소인에 중요한 역할을 한다. 이 질환의 발병 기전에 대한 책임이 있는 유전자가 오직 하나라는 증거는 없다. 하지만 여러 개의 특정한 유전자들이 갑상선 기능 항진증의 발병률을 높일 가능성이 있다. 이러한 유전자들이 활동하고 갑상선 기능 항진증이 발병하기 위해서는 아래에 열거된 것과 같은, 하나 이상의 발병 유발자들이 필요할 수 있다.

④ 인종
통계적으로 일본인은 다른 인종들보다 갑상선 기능 항진증에 걸릴 위험이 더 큰 것으로 나타났다. 이것은 유전학적인 요인 혹은 요오드가 풍부한 음식물을 많이 섭취하기 때문이라고 추정할 수 있다.

갑상선 기능 항진증의 원인

갑상선에 질환이 생기면 갑상선 호르몬이 과다하게 생산, 분비될 수 있다. 갑상선 호르몬의 과잉 생산을 야기하는 원인들에는 다음과 같은 일련의 조건들이 있을 수 있다.

① 감정적 그리고 육체적 스트레스
스트레스는 갑상선 기능 항진증을 발병시키는 요인이 될 수 있는데 특히 그레이브스병이 그렇다. 가장 일반적인 유발 인자는 환자가 정서적으로 의존하고 있는 사람과의 '실질적인 혹은 위협적인' 분리다.

② 환경적 독성에 대한 노출
동물을 대상으로 한 실험 연구에 따르면, 카드뮴 그리고/혹은 수은에 노출될 경우, 갑상선 기능 항진증의 발병 위험이 증가하는 것으로 나타났다.

③ 식단을 통한 과도한 요오드 보충
요오드 함유량을 측정하지 않고 요오드를 섭취하는 사람들에게 요오드 과잉

은 특히 문제가 될 수 있다. 요오드의 일반적인 공급원은 요오드화된 소금, 베타딘 세척(betadine washes), 아미오다론(amiodaron) 그리고 영상 의학에서 사용되는 조영제 등과 같이 요오드가 함유된 의약품들이다.

요오드화된 소금을 섭취해야 하는 사람들을 대상으로 그레이브스병의 발병률을 조사한 연구에 따르면, 갑상선 중독증과 그레이브스병의 발병률은 연구기간 내내 더 높았던 것으로 나타났다. 발병률의 증가에는 결절성 갑상선종(nodular goiters)과 확산성 갑상선종(diffuse goiters)도 포함되어 있다. 연구의 결론은 체내에 요오드가 충분한 사람들에게 요오드를 보충하게 되면, 요오드에 민감한 사람들에게서 갑상선 중독증이 발병할 위험성은 증가하는 것으로 나타났다. 그러나 만약 체내에 요오드가 부족하면, 부수적으로 갑상선 질환들이 발병할 수 있다는 사실에 주목해야 한다. 당신의 현재 건강 상태에 대해 담당 의사와 상담하고, 혈액 검사 결과를 받으면 요오드 수치를 기록해 두자.

④ 기존의 자가 면역 질환

연구에 따르면, 제1형 당뇨병이나 류머티스 관절염과 같은 기존의 면역계 질환을 앓고 있는 사람들의 경우 그레이브스병이 발병할 가능성은 증가하는 것으로 나타났다.

⑤ 감염

그레이브스병을 앓는 환자들의 상당 부분에서 바이러스성 그리고 박테리아성 세균 감염이 보고되었다. 연구에 따르면, 이러한 많은 병원체들이 체내의 면역 체계를 자극할 수 있으며, 이로 인해 많은 항체들이 만들어진다. 그리고 하나의 특정 항체가 자발적으로 갑상선 세포에 붙음으로 인해 갑상선 호르몬이 과다하게 생산되는 것은 체내에서 일어나는 자연스러운 반응이다.

⑥ 의약품들

아미오다론, 리튬, 인터페론-알파, 인터류킨-2, 과립구 대식세포 집락 자극 인자(GM-CSF) 등과 같은 일련의 의약품들로 인해 갑상선은 염증을 유발할 수 있으며, 결과적으로 갑상선 호르몬의 과잉 생산을 초래할 수 있다. 게다가 갑상선 호르몬을 너무 많이 섭취하면, 갑상선 기능 항진증으로 이어질 수 있다.

⑦ 임신과 출산

여성이 임신을 하게 되면, 체내에서 일련의 호르몬 변화들이 일어나기 때문에, 프로제스테론, 에스트로겐, 옥시토신, 프로락틴 그리고 릴랙신의 수치가 증가한다. 이 호르몬들 중 어느 것이든 그레이브스병을 유발할 수 있다.

⑧ 흡연

흡연은 갑상선의 요오드 흡수 능력을 방해하기 때문에 갑상선 기능에 큰 영향을 미친다. 그러나 이상하게도, 일부 개인들에게서는 갑상선의 호르몬 생산이 증가하거나 감소할 수 있다.

⑨ 갑상선 결절(독성 선종, 독성 다결절성 갑상선종, 플러머 질환)

갑상선의 나머지 부분들과 달리, 양성 종양이나 결절이 있는 부분의 갑상선은 스스로 벽을 만들어 독자적으로 격리되어 성장하기 때문에 갑상선이 비대해질 수 있다. 이렇게 되면, 엄청난 양의 T4가 갑상선에서 만들어져 혈류로 들어가게 된다.

⑩ 갑상선염(염증이 생긴 갑상선)

갑상선에 염증이 생기는 이유는 다양하다. 염증은 갑상선이 비대해지는 원인이 될 수 있으며, 그 때문에 갑상선 호르몬이 과도하게 만들어져 혈류로 들어가게 된다.

징후와 증상

다음은 갑상선 기능 항진증 그리고/또는 갑상선 중독증의 가장 흔한 징후와 증상이다. 그러나 이러한 개별 증상의 진행은 개인마다 다를 수 있다. 또한 이 증상의 많은 부분은 다른 근본적인 문제들로 인해 야기될 수도 있다는 것을 명심해야 한다.

- 초기 증상들
  불안, 신경질 그리고 과민 반응
  잘 부러지는 손톱
  남성의 유방 확대(희귀)
  툭 튀어나온 눈(안구 돌출증)
  변비
  설사 그리고/또는 배변 증가
  당뇨병 관리의 어려움
  심박수 증가(빈맥) 그리고/또는 흉통
  발기 부전 또는 성욕 감퇴
  안검퇴축, 안검부종, 눈 주위 충혈, 눈 위의 압박감, 눈의 과민반응 그리고
  복시(그레이브스 안구병증)
  갑상선종(갑상선의 비대)
  심계 항진(심장이 강하고 빠르게 박동하는 상태)
  열 또는 한랭 불내성
  근력 약화
  성격이나 심리적 변화
  땀을 많이 흘림(발한)
  손/발톱의 분리(손발톱 박리증)

호흡 곤란

피부 변화

손이나 손가락의 경미한 떨림

체중 변화(체중 감량 또는 체중 증가)

■ 후기 증상들

청력 감소

쉰 목소리

일반적으로 발등이나 정강이 주위의 피부가 붉고, 울퉁불퉁하며, 두꺼워진다(그레이브스 피부병증).

생리 불순

부은 얼굴, 손 그리고 발

느린 말투

얇아진 눈썹

일반적으로 젊은 환자들의 경우 불안, 과잉 행동 그리고 떨림 등과 같은 증상들 — 즉 싸움 혹은 도피 반응 — 을 보이는 경향이 있으며, 이러한 증상들은 교감신경이 활성화되면서 일어난다. 60세 이상의 환자들에게서 볼 수 있는 증상들로는 흔히 심장혈관 계통과 관련된 문제들이 있으며, 이는 신중하게 관찰해야 할 필요가 있다.

갑상선 기능 항진증을 위한 검사

만약 당신이 갑상선 기능 항진증과 관련된 어떤 증상을 경험하게 된다면, 이 증상들이 갑상선 기능 항진증인지 혹은 갑상선 중독증인지를 결정할 수 있는 여러 가지 검사들이 있다.

① 신체검사

일반적으로 담당 의사는 촉진을 통해 결절, 갑상선 비대 또는 떨림과 같은 갑상선 기능 항진증을 암시하는 뚜렷한 징후들을 찾을 수 있다.

② 혈액 검사

갑상선 기능 항진증일 경우, 갑상선 호르몬(T3와 T4)의 수치는 표준 혈액 검사에서 일반적으로 증가한다. 또한 자가 면역 항체가 갑상선을 자극하며, 그로 인해 갑상선 호르몬이 만들어지기 때문에, 갑상선자극호르몬(TSH)의 수치는 보상적으로 감소하고, TSH의 생산도 당연히 떨어진다. 다른 특별한 혈액 검사를 통해서 갑상선 과산화효소(TPO) 항체의 수치도 측정하게 된다. 이 수치를 통해 담당 의사는 환자가 현재 자가 면역 질환을 가지고 있는지 여부를 알 수 있다. 그러나 건강한 사람들의 5~10퍼센트에게서 TPO 항체가 양성 반응을 보이기 때문에, 이 항체 검사의 결과는 결정적이지 않을 수 있다. 만약 이러한 혈액 검사 결과들이 모두 정상 범위에 있으면, 적어도 갑상선 기능 항진증을 배제할 수 있다.

③ 미세침흡인술(FNA)

만약 갑상선에 결절이 발견되면, 미세침흡인술을 시행한다. 결절이 있는 부위의 피부를 마취시키고, 얇고 미세한 바늘을 결절에 삽입하여 조직검사를 위한 세포와 체액을 확보한다. 이 표본은 실험실로 보내지며, 병리학자는 세포를 현미경으로 검사하고, 세포의 정확한 특성을 결정한다. 병리학자는 결과에 대한 보고서를 작성하고 담당 의사에게 보낸다.

미세침흡인술은 세포가 양성인지 암인지를 결정하기 위한 검사이지만, 미세침흡인술에서 추출한 조직의 최대 30퍼센트는 결정적이지 않을 수 있다. 이런 경우에는 혈액 검사가 답을 제공해 줄 수 있다. 물론, 결절이 양성 혹은 암인지를 결정하는 전통적인 다음 단계는 외과적 시술이지만 꼭 그렇지는 않다.

최근에는 미세침흡인술에서 추출한 조직을 바탕으로 새롭게 개발된 유전자 검사가 해답을 제공하고 있으며, 불필요한 외과적 시술을 예방하는 데 도움을 준다(아래 개인 맞춤형 유전자 검사를 참조).

④ 개인 맞춤형 유전자 검사

유전적으로 물려받은 갑상선암의 발병 유전자를 검사하는 것 외에도, 미세침 흡인술에서 추출한 세포들이 양성 혹은 악성인지를 결정하는 데 사용할 수 있는 개인 맞춤형 유전자 검사들이 있다. 게다가 이 검사는 분자적 식별에 기반을 두기 때문에 갑상선암 세포가 얼마나 공격적인지를 판단할 수 있다. 또한 외과적 시술에도 쓰이며, 외과의사가 수술이 필요한지, 필요하다면 범위는 얼마나 되는지를 결정하는 데 도움을 줄 수 있다(갑상선 암에 대한 자세한 내용은 제10장 205페이지 참조).

⑤ 방사성 요오드 섭취(Radioactive Iodine Uptake : RAIU)

방사성 요오드 섭취 검사는 갑상선이 흡수하는 요오드의 양을 측정하고 갑상선의 일부 또는 전체가 얼마나 과도하게 활동하는지 여부를 결정하기 위해 개발되었다. 갑상선이 흡수하는 방사성 요오드 추적자의 양에 따라 갑상선 기능의 정상 여부가 결정된다. 만약 갑상선이 방사성 요오드 추적자를 많이 흡수한다면, 갑상선 기능 항진증을 의미할 것이다.

⑥ 안구 영역 스캔

그레이브스병을 앓는 환자가 안구나 안와 주변에 불편을 호소하거나 안구 돌출이 의심되는 경우 초음파, 자기 공명 영상(MRI) 또는 컴퓨터 단층 촬영(CT)을 실행하여, 그레이브스병 증상의 심각성 정도를 결정할 수 있다.

⑦ 갑상선 스캔

방사성 요오드 추적자를 팔이나 손에 있는 정맥을 통해 주입한다. 다음으로 당신은 컴퓨터 화면에 갑상선 이미지를 만들 수 있는 스캐너가 연결된 테이블 위에 눕게 된다. 이미지를 통해서 갑상선의 각 부분들이 방사성 요오드를 너무 많이 혹은 너무 적게 흡수하는지를 확인할 수 있다. 이 검사는 방사성 요오드 섭취 검사의 일부가 될 수 있으며, 갑상선의 이미지를 얻기 위해서 일반적으로 경구용 방사성 요오드를 사용한다.

환자의 가족력, 위험 요인, 증상 그리고 검사 결과를 토대로 담당 의사는 갑상선 기능 항진증인지를 결정할 것이다.

갑상선 기능 항진증의 치료

갑상선 기능 항진증의 치료는 여러 가지 요인들에 의해 좌우된다. 환자의 연령, 갑상선종의 크기, 결절성 질환과의 연관성 그리고 그레이브스 안구질환의 존재 여부에 달려 있으며, 환자가 살고 있는 지역의 치료 기준, 담당 의사의 치료에 대한 선호도, 환자가 가지고 있을 수 있는 다른 질환들의 진행 과정 그리고 치료에 대한 환자의 선택에 따라 달라질 수 있다. 그러나 갑상선 폭풍은 응급 상황이므로 즉시 치료해야 한다.

치료의 목표는 갑상선 호르몬의 과도한 생산을 교정하는 것이다. 다음은 갑상선 기능 항진증과 갑상선 중독증에 대한 일반적인 치료 방법들을 요약한 것이다. 치료에 대한 더 많은 정보를 원한다면, 그레이브스병과 자가 면역 갑상선 질환에 대해 기술한 장을 참고하라.

① 항갑상선 치료제

첫 번째 치료는 항갑상선 약물치료다. 항갑상선 치료제는 갑상선의 호르몬 생산 능력을 방해함으로써 호르몬 생산을 줄인다. 다른 치료법들과 반대로, 진행 중인 치료를 중단하면 갑상선은 치료 전 상태로 돌아가게 된다. 각 치료제마다 많은 다양한 부작용들을 가지고 있다. 메스꺼움, 구토, 가슴앓이, 두통, 발진, 관절 통증, 미각 상실, 간 부전 또는 질병과 싸우는 백혈구의 감소 등이 여기에 포함된다. 임산부는 언제 치료를 시작할 수 있는지에 대해 담당 의사와 항상 상의해야 한다. 다른 치료법들을 통해 갑상선이 정상적으로 기능하고 안정된 균형을 이루게 되면, 일반적으로 이 치료제들을 중단할 수 있다. 다음과 같은 치료제들이 여기에 포함된다.

글루코코르티코이드   고용량의 글루코코르티코이드는 말초에서 T4가 T3로 전환되는 것을 억제한다. 그레이브스병을 치료하기 위해 글루코코르티코이드를 사용하면, 갑상선에서 T4의 분비가 감소된다. 이 반응이 얼마나 효과적이며 오래 지속되는지는 알려져 있지 않다. 그레이브스병이 안구/안구주변 혹은 피부에 광범위하게 나타나거나 갑상선 폭풍이 있을 경우에 한해, 글루코코르티코이드를 단기간에 걸쳐 조건적으로 사용할 것을 권장하며, 갑상선 기능 항진증과 갑상선 중독증을 위한 치료에는 추천하지 않는다.

요오드 및 요오드 함유 화합물   루골용액(Lugol's solution) 또는 요오드화 칼륨 포화 용액(SSKI)처럼 요오드의 약리학적 투여량은 다음과 같은 메커니즘에 의해 작용한다.
- 갑상선으로 운반되는 요오드를 감소시킨다.
- 요오드의 조직 내 안정화를 억제하고, T4와 T3가 갑상선에서 방출되는 것을 차단한다.
- 그레이브스병에서 갑상선의 혈관분포를 감소시킨다.

그 효과는 일시적이며 단지 며칠에서 몇 주까지 지속된다. 갑상선 중독증은 재발할 수 있으며, 심지어 악화될 수도 있다. 결과적으로, 우선 티온아마이드를 사용하여 갑상선의 상태를 정상적으로 유지한 후에, 외과적 시술을 준비하는 과정에서 오직 단기간에 걸쳐 요오드 치료를 사용한다. 또한 요오드는 갑상선 호르몬을 즉각적으로 억제할 수 있기 때문에, 갑상선 폭풍을 치료하는 데 사용한다.

구강 담낭 조영제   요오파노산(iopanoic acid)과 이포데이트나트륨(sodium ipodate) 등과 같은 구강 담낭 조영제(요오드가 함유된 방사선 조영제)는 갑상선 호르몬을 급격하게 감소시킨다. 조영제에서 나오는 무기성 요오드는 T4가 말초에서 T3로 전환되는 것을 억제할 뿐만 아니라 갑상선의 호르몬 분비를 방해한다. 이포데이트나트륨과 요오파노산은 기능적으로 빠르게 작용하기 때문에 갑상선 중독증을 치료하는 데 매우 효과적이다. 이 조영제는 요오드의 활동을 차단하고, 갑상선의 호르몬 합성을 방해하기 때문에, 장기 치료에는 효과적이지 않다. 요오파노산과 이포데이트나트륨을 사용할 경우, 갑상선에 요오드가 축적되기 때문에, 방사성 요오드 사용은 몇 주 동안 불가능하게 된다. 그러므로 이러한 조영제들은 갑상선의 호르몬 생산을 급격히 줄여야 하는 응급 상황이나 외과적 시술 전에 가장 많이 사용한다.

과염소산염(Perchlorate)   과염소산염은 요오드가 갑상선으로 운반되는 것을 억제한다. 가능한 부작용들에는 위장 자극과 재생 불량성 빈혈 등과 같은 것들이 있다. 이러한 부작용들은 다소 일반적이므로 갑상선 기능 항진증이나 갑상선 중독증의 장기 치료제로서 과염소산염은 적합하지 않다. 티온아마이드와 함께 사용되는 과염소산염은 아미오다론으로 인한 갑상선 기능 항진증에서 발생하는 갑상선의 요오드 과부하를 줄이는 데 성공적으로 사용되고 있다.

티온아마이드(Thionamides)   티온아마이드 계열의 항갑상선 치료제에는 메티마졸(methimazole : MMI), 카르비마졸(carbimazole) 그리고 프로필티오우라실

(propylthiouracil : PTU) 등 세 종류의 치료제가 있으며, 그레이브스병을 치료하는 데 효과가 있다. 티온아마이드는 이미 만들어진 갑상선 호르몬의 방출을 차단하지는 않는다. 결과적으로 이미 저장된 갑상선 호르몬이나 요오드가 고갈되고 증상들이 완전히 완화되어 갑상선의 기능이 정상화되는 데는 1~6주의 시간이 소요된다. 크기가 큰 갑상선종에는 갑상선 호르몬이 많이 축적되어 있기 때문에 티온아마이드에 대한 반응이 늦을 수도 있다.

티온아마이드를 사용하는 것의 중요한 문제점은 치료를 중단했을 때 발생하는 갑상선 중독증의 높은 재발률이다. 추적 조사 기간에 따라 재발률은 50~80퍼센트에 이른다. 대부분 3~6개월 이내에 재발하지만 훨씬 나중에 재발할 수도 있다. 재발률은 지난 10년간 감소했으며, 그 이유는 아마도 미국인의 평균 식단에 요오드 공급이 증가했기 때문으로 파악된다. 만약 치료 후에 갑상선 기능 항진증이 재발한다면, 다른 형태의 치료가 필요하다. 치료 후에 일부 환자들은 갑상선 기능 저하증에 걸리기도 한다.

티온아마이드를 복용하는 환자들의 1~15퍼센트에게서 경미한 부작용들이 보고되었다.

- 두드러기(urticaria)
- 가려움증(pruritus)
- 관절통
- 경미한 간 효소 증가
- 피부 발진

티온아마이드를 이용한 치료에서 심각한 부작용들이 나타나는 경우는 드물며, 부작용이 있을 경우 투약을 신속하게 중단해야 한다.

- 담즙정체성 괴사성 간염
- 백혈구의 감소(무과립구증)
- 혈관들의 염증(혈관염)
- 루푸스−유사 증후군
- 독성 간염

티온아마이드는 갑상선 수술 전에 방사성 요오드와 함께 사용하거나 일차 치료를 목적으로 사용할 수 있다. 치료는 일반적으로 1~2년이 소요되며, 그 이후는 중단한다.

② 베타 차단제(Β-아드레날린성 대항제)

베타 차단제들은 원래 아드레날린이라 부르는 에피네프린의 효과를 차단하여 혈압을 낮추기 위해서 개발된 치료제다. 이 치료제는 막힌 혈관을 개방할 뿐만 아니라 분당 심장 박동수를 서서히 줄여 혈압을 낮춘다. 결과적으로 베타 차단제는 빠른 맥박, 두근거림, 떨림 그리고 불안을 감소시킨다. 베타 차단제는 효과가 빠르기 때문에 갑상선 중독증의 초기 치료에 사용해야 한다. 이 치료제는 갑상선의 기능, 분비 또는 호르몬 합성에 영향을 미치지는 않는다. 만약 환자가 천식, 폐기종, 울혈성 심부전, 서맥(느린 심장 박동), 저혈압, 만성 폐쇄성 폐질환(COPD) 혹은 레이노(Raynaud's) 현상을 가지고 있을 경우, 베타 차단제를 사용해서는 안 된다.

③ 방사성 요오드 치료(Radioactive Iodine Therapy)

앞에서 설명한 바와 같이, 갑상선이 제대로 기능하기 위해서는 매일 요오드를 흡수해야 한다. 이 치료법에서 환자는 방사성 요오드를 경구로 복용한다. 반응을 보이는 요오드는 흡수되기 때문에, 과다하게 활동하는 갑상선 세포들을 파괴하는 데는 저용량의 방사선으로 충분하며, 갑상선은 수축하고 호르몬 생산은 줄어든다.

이 치료법은 갑상선 세포들을 파괴하기 때문에, 치료 후 갑상선의 호르몬 생산량에 영향을 미칠 것이다. 그러므로 갑상선 호르몬의 수치를 정기적으로 점검해야 하며, 갑상선 호르몬이 줄어들 경우 갑상선 호르몬 치료제가 보상적으로 필요할 것이다.

이 치료법은 큰 갑상선종을 가진 환자에게는 효과적이지 않을 수 있다. 결과적으로 몇 가지 치료들이 필요할 수 있다. 만약 당신이 큰 갑상선종을 가지고 있으면, 외과적 시술이 치료의 선택이 될 수 있다. 고령 환자의 경우, 일반적으로 방사성 요오드가 선택된다. 가임기 여성의 경우, 방사성 요오드 치료를 하고 6~12개월이 지난 후에 임신을 계획해야 한다.

④ 외과적 시술

갑상선 기능 항진증을 치료하기 위한 다른 가능한 방법은 외과적 시술이다. 이 시술의 목표는 갑상선 호르몬의 과도한 분비를 줄이고 갑상선 중독증의 재발을 예방하는 것이다. 갑상선 부분절제술(partial thyroidectomy)이 오랫동안 선호되었다. 최근에는 갑상선 전체를 제거하는 갑상선 전절제술(total thyroidectomy)이 더 일반적으로 시행된다. 절제술과 관련하여 갑상선 기능 저하증의 발병률은 높아지며, 갑상선 기능 항진증의 재발률은 낮아진다.

일반적으로 담당 의사는 정상적인 갑상선 상태를 만들고 유지하기 위해서 수술 전에 항갑상선 치료제인 티온아마이드를 처방할 것이다. 일부 외과의사들은 갑상선의 퇴행을 유도하고, 혈관분포를 감소시키기 위해서 수술 10일 전에 무기성 요오드를 처방하기도 한다. 갑상선의 혈관분포가 감소되면, 수술이 용이해진다.

갑상선암이 의심되거나 암이 존재하는 경우 그리고 다발성 냉결절(multiple cold nodules)이 방사성 요오드를 이용한 치료에서 수축반응을 보이지 않을 경우, 외과적 시술은 큰 갑상선종을 가진 환자들에게 가장 좋은 선택이다.

외과적 시술에서 발생 가능한 부작용들은 감염, 출혈, 갑상선 폭풍, 되돌이 후두신경의 손상, 부갑상선 기능 저하증, 갑상선 기능 저하증, 저칼슘혈증(낮은 칼슘 수치) 등이 있다. 갑상선을 부분적으로 또는 전체적으로 절제한 환자의 경우, 갑상선 호르몬 수치는 신중하게 관찰되어야 한다.

갑상선 기능 항진증과 갑상선 중독증을 위한 자연 요법

갑상선 기능 항진증의 경미한 증상을 치료하기 위한 자연 요법들은 임상적으로 효과가 있는 것으로 밝혀졌다. 이 요법들을 표준 의학 치료와 함께 사용할 수 있다. 어떠한 자연 요법을 선택하든지, 그 요법을 시작하기 전에 담당 의사와 상의해야 한다.

① 침술 요법

이 치료법은 수천 년 동안 중국에서 사용되어 왔다. 중국에서 실행한 연구에 따르면, 침술 요법이 갑상선 기능 항진증에 효과적인 것으로 나타났다.

② 냉찜질

목이 시작하는 부분의 앞쪽에 위치한 갑상선 위에 얼음 팩을 하루에 세 번 놓게 되면, 갑상선의 부기를 줄일 수 있다(16 페이지의 그림 참조). 냉기 역시 갑상선의 기능을 서서히 늦추는 데 도움이 될 것이다.

③ 식단

갑상선 기능 항진증을 치료할 때, 음식을 통해 가능한 한 많은 영양소를 섭취하는 법과 좋은 음식을 선택하는 법을 배우는 것은 중요하다.

ⅰ) 당신에게 유익한 음식을 먹어라

과일류, 채소류 그리고 견과류 들이 목록의 선두에 서게 된다. 게다가 고단백질 식단은 그레이브스병의 가벼운 증상들을 치료하는 데 효과가 있는 것으로 나타났다. 이러한 식품들에는 갑상선의 요오드 사용을 어렵게 하거나 방해하는 것으로 보이는 자연 발생 화학 물질인 고이트로젠(goitrogen)이 들어 있다. 따라서 고이트로젠이 함유된 음식들은 갑상선의 호르몬 합성을 차단한다. 다음 음식들에는 고이트로젠이 함유되어 있다.

- 아몬드, 브로콜리, 방울 양배추, 양배추, 카사바 뿌리, 콜리플라워
- 콜라비, 수수, 겨자, 복숭아, 땅콩, 잣
- 유채씨, 루타베가, 대두, 고구마, 순무

그러나 이런 음식들에 들어 있는 고이트로젠의 함량은 낮기 때문에, 이 음식들을 그레이브스병을 치료하는 치료제 대용으로 사용해서는 안 된다. 그뿐만 아니라, 요리를 하게 되면 고이트로젠이 비활성화된다. 마찬가지로, 만약 환자의 요오드 수치가 적절하다면, 고이트로젠으로 구성된 식단이 갑상선의 기능을 방해한다는 사실을 입증할 수 있는 실질적인 자료는 없다.

연구에 따르면, 플라보노이드는 혈청 T4의 수치를 감소시킬 뿐만 아니라 T4가 T3로 전환되는 과정을 방해하며 탈요오드화효소의 활성화를 억제하기 때문에 갑상선 기능 항진증을 앓고 있는 환자들은 플라보노이드가 들어 있는 음식들을 섭취해야 하는 것으로 나타났다. 노란색, 주황색, 빨간색을 띤 채소류와 블루베리, 보라색 포도, 체리 등과 같이 자주색을 띤 과일류에는 플라보노이드가 들어 있다.

ⅱ) 음식 선택을 제한하라

올바른 음식을 섭취하고 특정한 음식들을 피한다면 당신은 갑상선 기능 항진증의 증상들을 최소화할 수 있다.

카페인을 피하라 카페인은 빠른 심장 박동수, 불안 그리고 떨림 등과 같은 그레이브스병 증상들을 악화시킬 수 있다. 탄산음료, 커피, 차 그리고 초콜릿과 같은 제품들을 식단에서 제거하면 당신은 이러한 지속적인 문제들의 일부를 제어할 수 있다.

요오드가 많이 들어 있는 음식들을 피하라   해조류, 요오드화 소금, 바다에서 잡은 어류, 갑각류처럼 요오드 함량이 높은 식품들은 피해야 한다.

알레르기를 유발하는 음식들을 피하라   알레르기를 유발하는 음식들을 식별하고 피하기는 쉬울지 모르지만, 일부 사람들은 자신들이 인식하지 못한, 숨겨진 음식 알레르기를 가지고 있다(9장 참조). 이러한 음식 알레르기들의 대부분은 갑상선 기능 항진증의 증상들을 악화시킬 수 있다. 자신에게 알레르기를 유발할 수 있는 모든 음식들에 대해 알고 있는지 확인하라.

가공 식품들을 피하라   과도하게 가공되고, 소금이나 설탕이 가미된 음식물들의 섭취를 줄이거나 중단하라. 또한 요오드가 적게 들어 있는 음식들을 섭취하도록 하라. 당신이 고수할 수 있는 유익한 건강 식단을 찾으라.

④ 영양 보충제

영양 보충제들은 갑상선 기능 항진증의 가벼운 증상을 치료하는 데 도움이 될 수 있다. 신체가 과도한 갑상선 호르몬에 노출될 때, 자유 라디칼로 인한 피해가 발생하게 된다. 그뿐만 아니라, 갑상선 호르몬이 과다하게 생산되는 환자들에게서 항산화 수치가 낮은 것으로 나타났다. 실제로, 그레이브스병에서 발생하는 세포의 손상 정도는 신체가 현재 겪고 있는 산화스트레스의 양과 직접적으로 관련이 있는 것으로 나타났다. 비타민 A, C 그리고 E와 같은 항산화제를 단독으로 혹은 약물과 함께 복용하면 도움이 되는 것으로 나타났다.

칼슘 구연산   갑상선 기능 항진증에서 칼슘의 신진대사는 변할 수 있으며, 그레이브스병을 앓는 환자들의 경우 골다공증이 발병할 가능성이 높아진다. 칼슘 보충은 도움이 될 것이다.

코엔자임 Q-10   비타민의 경우와 마찬가지로, 이 보조효소는 에너지를 생산하는 신체 순환 사이클, 즉 전자-운송 체인(electron-transport chain : ETC)의 보조 인자다. 갑상선 기능 항진증을 가진 성인과 소아들에게서 코엔자임 Q-10의 수치가 낮게 나타났다. 연구에 따르면, 코엔자임 Q-10의 수치는 갑상선 기능 항진증을 치료한 후 정상으로 회복될 수 있는 것으로 나타났다. 코엔자임 Q-10의 보충은 심장 질환을 앓고 있는 갑상선 기능 항진증 환자들과 갑상선 기능 항진증이 오랜 기간에 걸쳐 교정되지 않은 환자들에게 도움이 될 수 있다.

L-카르니틴   이 아미노산은 장쇄지방산을 미토콘드리아 속으로 운반하는 데 사용한다. L-카르니틴은 갑상선 호르몬의 길항제이며, 말초 조직에서 갑상선 호르몬이 세포핵 내부로 들어가는 것을 억제한다. 갑상선 기능 항진증을 가진 환자들에게 카르니틴을 처방한 연구가 6개월 넘게 진행되었다. L-카르니틴을 복용한 환자들의 증상과 간 효소 수치는 개선되었지만, L-카르니틴을 복용하지 않은 환자들은 더 악화되었다. 여기에 사용된 L-카르니틴의 형태는 단독, 아세트산 혹은 프로피온산 형태이며, D-형태여서는 안 된다. 만약 신장 기능이 약화되었다면, L-카르니틴을 복용할 수 없거나, 복용량을 줄여야 할 수도 있으므로, L-카르니틴을 복용하기 전에 담당 의사에게 문의하라.

셀레늄   셀레늄의 섭취가 적을 경우, 증상이 겉으로 들어나지 않는 무증상성 갑상선 기능 항진증이 발병할 수 있다. 체내에 셀레늄이 부족하면, 실질적으로 말초 조직(신장, 간)에서 T4가 T3로 전환되는 것이 달라진다. 한 의학 실험에 따르면, 자가 면역 갑상선염을 가진 실험대상자들이 3개월 동안 셀레늄 200mcg을 복용한 결과, 그것들의 자가 면역 항체 수치가 감소되거나 없어진 것으로 나타났다. 셀레늄은 갑상선 기능 항진증의 가벼운 증상들을 위한 치료제로 간주되는 보충제들 중의 하나이며, 셀레늄 수치가 높지 않거나 셀레늄에 대한 독성이 없는 사람들에게 적합하다.

비타민 A   항산화제인 비타민 A를 고용량으로 복용하면 갑상선에서 억제 작용을 하며, 비타민 A의 보충은 그레이브스병의 증상들을 감소시키는 것으로 나타났다. 비타민 A가 작용하는 정확한 메커니즘은 알려져 있지 않다. 다량의 비타민 A는 흡연자에게 폐암 발병 위험을 높일 수도 있기 때문에, 만약 당신이 흡연자라면 이 치료법을 생각하지 마라.

비타민 C(아스코르빈산)   동물을 대상으로 한 연구에 따르면, 과도한 갑상선 호르몬은 혈액, 간, 부신, 흉선 그리고 신장에서 아스코르빈산의 수치를 감소시키는 것으로 나타났다. 갑상선 기능 항진증을 가진 환자들을 대상으로 한 임상 실험에서 아스코르빈산의 배설이 증가하는 것으로 나타났다. 그뿐만 아니라, 티오우레아(thiourea)와 티오우라실(thiouracil) 등과 같은 치료제들 역시 아스코르빈산의 수치를 낮추는 것으로 나타났다. 결과적으로 갑상선 기능 항진증을 앓고 있는 환자들에게 비타민 C를 보충할 것을 권장한다. 비타민 C를 보충하면, 질병의 경과에는 영향을 미치지 않지만, 증상과 신진대사 효과를 감소시킬 수는 있을 것이다.

비타민 E   비타민 E는 갑상선 기능 항진증으로 인한 산화성 손상을 예방할 수 있다. 동물을 대상으로 한 연구에서 갑상선 기능 항진증을 가진 동물들에게 비타민 E가 투여되었으며, 이는 갑상선 기능 항진증과 관련된 지질 과산화(lipid peroxidation)를 예방하는 데 도움이 되는 것으로 나타났다. 인간을 대상으로 한 연구에 따르면, 갑상선 기능 항진증을 가진 환자에게서 비타민 E의 수치가 낮게 나타났다. 결과적으로 비타민 E를 보충하는 것이 좋다.

아연   갑상선 기능 항진증의 진행과정에서 아연은 배뇨를 통해 체외로 배출되기 때문에 아연의 수요가 증가하며, 갑상선 기능 항진증을 앓고 있는 환자들의 적혈구 아연 수치는 점점 낮아진다. 항갑상선 치료제를 이용한 치료에서 자유T3와 자유T4의 수치가 정상화되면, 적혈구 아연 수치도 대략 2개월 후에 정상화되는 것으로 나타났다.

⑤ 허브

가벼운 증상의 갑상선 기능 항진증을 앓고 있는 일부 환자들에게 도움이 될 수 있는 식물성 보충제들이 많이 있다. 이러한 허브들로 만든 보충제를 사용할 때는 항상 숙련된 전문가의 조언을 구하는 것이 좋다.

뷔글위드(Bugleweed, 쉽싸리)　실제로, 미국의 FDA와 동등한 독일의 독일위원회 E는 신경 계통의 기능 장애와 관련이 있는, 가벼운 증상의 갑상선 기능 항진증을 치료하기 위한 뷔글위드의 사용을 인정하고 있으며, 이는 약리학적 연구들에 기초하고 있다. 하지만 뷔글위드를 고용량으로 사용할 경우, 드물게 갑상선이 비대해지며, 갑작스럽게 사용을 중단할 경우 갑상선 기능 항진증의 증상들이 증가하는 것으로 알려져 있다.

석송(Club moss)　뷔글위드와 마찬가지로 석송은 갑상선 기능 항진증을 위해 연구되었다. 석송을 이용한 동물 연구들에 따르면, 갑상선의 수용체에 붙는 과정에서 TSH의 활성화를 차단하고, 뇌하수체로부터 TSH의 분비를 차단하며 요오드 펌프를 억제할 수 있는 것으로 나타났다. 또한 석송은 말초기관에서 일어나는 T4의 탈요오드화뿐만 아니라 T4가 T3로 전환되는 것을 억제할 수도 있다.

엠블리카 오피시날리스(Emblica officinalis)　엠블리카 오피시날리스를 이용한 동물 연구들이 촉망받고 있다. 연구에 따르면 상당량의 엠블리카 오피시날리스는 T3와 T4의 농도를 줄이는 것으로 나타났다. 인간을 대상으로 한 실험들이 필요하다.

플라보노이드(Flavonoid) 산사나무열매, 황기, 은행나무, 감초 그리고 캐모마일 등과 같은 플라보노이드가 들어 있는 식물성 치료제들 역시 가벼운 증상의 갑상선 기능 항진증을 치료하는 데 도움이 될 수 있다.

생강 생강은 갑상선의 기능에 긍정적인 효과를 미치는 것으로 밝혀졌다. 생강은 갑상선 질환을 통제하는 데 핵심 요소로 입증된 마그네슘을 함유하고 있다. 생강은 염증 조절에 도움을 주기 때문에, 염증으로 인한 갑상선 질환들을 예방하는 것으로 여겨진다. 생강은 다양한 방법으로 쓰일 수 있다. 요리를 하거나 구울 때 신선한 생강 뿌리를 절편이나 가루 형태로 첨가할 수 있다. 경구용 알약 1캡슐을 하루에 2회 복용하라.

레몬 밤(Lemon balm) 이 허브는 신경 계통에 진정 효과가 있으며 옛날부터 이 문제를 치료하는 데 사용되어 왔다. 시험관에서 진행되는 연구에 따르면 레몬 밤은 TSH를 위한 수용체를 차단할 수 있고, 소에서 추출한 TSH뿐만 아니라 그레이브스병에서 나타나는 자가 면역 항체가 갑상선 조직에 결합하는 것을 억제할 수 있는 것으로 확인됐다. 레몬 밤은 가벼운 증상의 갑상선 기능 항진증을 가진 환자들에게 광범위하게 사용되기도 했다.

익모초(Motherwort) 이 약초는 전통적으로 불안, 우울증, 심장의 두근거림 그리고 빈맥을 치료하는 데 사용된다. 그러므로 갑상선 기능 항진증의 가벼운 증상들을 완화시키는 데 도움이 될 수 있다. 이 약초는 뷔글위드와 함께 사용할 수 있다. 독일 위원회 E는 불안과 관련된 심장 질환을 치료하고 갑상선 기능 항진증의 가벼운 증상들을 완화하는 데 익모초의 사용을 권장하고 있다.

심황(Turmeric)　심황은 수천 년 동안 사용된 허브다. 생강과 마찬가지로 염증을 치료하는 데 도움이 될 수 있다. 심황은 항염증성 물질이며, 그레이브스병과 같은 갑상선 기능 장애를 치료하는 데 도움이 된다. 요리할 때 심황을 추가할 수 있으며, 캡슐 형태로 복용할 수도 있다.

결과(예후)

갑상선 기능 항진증의 원인을 확인하고 제거하면, 갑상선 호르몬의 과다 생산은 멈추게 된다. 그러나 치료 결과의 부정적인 측면에서 볼 때, 갑상선의 호르몬 생산이 영구적으로 감소할 수 있으며, 갑상선 기능 저하증으로 이어질 수 있다(29 페이지 참조). 이런 경우가 발생하게 되면, 환자들은 갑상선 호르몬 수치를 정상화하기 위해서 여생 동안 갑상선 호르몬을 복용해야 한다. 일단 갑상선 호르몬을 대체하면, 갑상선 기능 저하증의 모든 증상과 징후는 사라진다.

결론

이 장에서 보았다시피, 갑상선 기능 항진증은 당신이 인식하고 있었던 것보다 더 흔하게 발병한다. 이 질환은 어떤 수많은 건강 문제들처럼 수년간 감지되지 않은 채 진행될 수도 있다. 비록 이 질환이 무엇인지를 즉시 인식할 수는 없지만, 무엇이 원인이고 무엇을 찾아야 하는지를 이해함으로써 당신은 자신을 위한 최고의 보호자가 될 수 있다. 갑상선 기능 항진증에 효과가 있는 것으로 밝혀진 보편적인 자연 요법들이 많이 있다.

이 장에서 당신은 갑상선 기능 항진증에 대한 일반적인 개요를 살펴보았다. 그러나 갑상선 기능 항진증에는 더 특정한 형태들이 있다. 다음 두 장에서 이러한 다른 형태들을 조사할 것이다.

4

그레이브스병

3장에서 살펴본 바와 같이, 갑상선 기능 항진증과 갑상선 중독증에 관련된 여러 가지 원인과 치료법이 있다. 그레이브스병은 갑상선 기능 항진증에서 볼 수 있는 가장 흔한 형태의 질환이며, 확산성 독성 갑상선종(diffuse toxic goiter) 혹은 플라야니-바제도-그레이브스병(Flajani-Basedow-Graves disease)으로 알려져 있다. 그레이브스병은 모든 갑상선 기능 항진증의 85퍼센트를 차지한다. 신체의 면역 체계가 신체에 대항하여 스스로 작용하기 때문에 자가 면역 질환으로 간주된다.

1장에서 배운 것처럼, 뇌하수체에서 생산되는 갑상선자극호르몬은 갑상선을 자극하며, 갑상선은 신체가 필요로 하는 T3와 T4를 생산, 분비한다. 어떤 여러 가지 이유들로 인해 신체의 면역체계에서 갑상선자극호르몬-수용체-항체(TRAb)가 만들어지면, 이 항체는 TSH가 갑상선에서 하는 것과 같은 방식으로 갑상선을 자극하여, T3와 T4가 과다하게 만들어진다. 이병의 증상들은 경우에 따라서 가벼울 수도 있으나, 때로는 심각할 수도 있다. 그레이브스병에 걸리면 일반적으로 갑상선 자체가 비대해진다.

그레이브스병은 갑상선 기능 항진증에서 볼 수 있는 다른 형태들과 달리, 눈과 안와 주위를 둘러싼 조직과 근육에 영향을 미치기도 하며, 부종과 염증을 유발할 수도 있다. 이 증상을 갑상선 안구 질환(thyroid eye disease : TED) 또는 눈병증이라고 한다. 그레이브스병을 앓는 환자들의 30퍼센트만이 TED의 징후를 보인다. 증상들은 경우에 따라 경미한 수준을 넘어 중증 혹은 심각한 정도에까지 이를 수도 있다. 그레이브스병에 걸리면 호르몬이 과다하게 생산되는데, 이를 막기 위해 개발된 여러 가지 치료법들이 있다. 그러나 TED는 눈과 연관되어 있기 때문에 다른 특수한 치료법들이 필요할 수도 있다.

　퇴행성 근육 질환인 중증근육무력증(Myasthenia Gravis)을 가진 환자들의 3~5퍼센트에서 그레이브스병이 발병하기도 한다.

위험 요소

그레이브스병의 근본적인 원인인 자가 면역 항체들이 여러 가지 이유들로 인해 폭발적으로 증가하게 된다. 다음 요소들은 개인이 이 병에 걸릴 높은 위험성을 가지고 있는지 여부를 나타낸다.

① 나이
그레이브스병의 징후들은 대개 20~40세 사이의 환자들에게서 나타낸다.

② 성별
그레이브스병을 앓는 환자의 비율은 남성 1명당 여성 8명이다. 그러나 안구 합병증이 발병한 환자들의 비율은 남녀 모두에게서 동일하다. 에스트로겐 호르몬 수치는 정상이지만, 에스트로겐에 대한 민감도가 증가한 여성들은 갑상선에 영향을 줄 수 있는 항체에 대한 높은 유병률(어떤 시점에 일정한 지역에서 나타나는 그 지역 인구에 대한 환자수의 비율－역자)을 가지고 있다.

③ 유전학

통계 자료들에 따르면, 유전은 그레이브스병에 걸리기 쉬운 개인적 소인에 중요한 역할을 하는 것으로 나타났다. 이 질환의 발병 기전에 대한 책임이 있는 유전자가 오직 하나라는 증거는 없다. 하지만 여러 개의 특정한 유전자들이 그레이브스병의 발병률을 증가시킬 가능성은 더 크다. 연구에 따르면, 그레이브스병은 한 세대에서 다른 세대로 전달되며, 일란성 쌍둥이에게서 나타나기도 한다. 그러나 이 질환이 발병하려면, 아래에 열거된 것과 같은 하나 이상의 발병 유발자들이 필요할 수 있다.

④ 왼손잡이

우드와 쿠퍼(Wood and Cooper)는 자신들의 연구에서, 그레이브스병이 왼손잡이 사람들에게 영향을 미친다는 재미있는 보고를 했는데, 이는 통계적으로 의미 있는 경향을 지닌다.

원인

비록 그레이브스병이 수년에 걸쳐 연구되고 있지만, 이 병의 원인들은 불분명하다. 그러나 유발 가능성이 있는 것으로 생각되는 몇 가지 조건들이 있다.

① 감정적 및 육체적 스트레스

스트레스는 그레이브스병의 유발인자가 될 수 있으며, 가장 일반적인 유발 요인은 환자가 정서적으로 의존하는 한 개인으로부터 실제적으로 분리되거나 분리의 위협을 갖는 것이다. 그뿐만 아니라 정신적 충격 후에 그레이브스병이 자주 발병한다는 견해를 보이는 연구들이 있다.

② 기존의 자가 면역 질환

그레이브스병은 질병을 퇴치해 주는 면역 체계의 파괴로 인해 발생한다. 제1형 당뇨병이나 류머티스 관절염과 같은 면역계 질환을 이미 앓고 있는 사람들에게서 그레이브스병의 발병률이 증가한다는 연구 결과가 있다.

③ 감염

그레이브스병을 앓는 환자들의 상당 부분에서 바이러스성 그리고 박테리아성 세균 감염들이 보고되었다. 연구에 따르면, 이러한 병원체들의 다수가 체내의 면역 체계를 자극할 수 있으며, 이로 인해 많은 항체들이 만들어지는 것으로 나타났다. 그리고 하나의 특정한 항체가 호르몬을 과다하게 만들기 위해서 그 자신이 갑상선 세포에 붙을 수 있다는 것은 체내에서 일어나는 자연스러운 반응이다.

　연구들에 따르면, 갑상선 중독증을 가진 환자들에게서 안티−인플루엔자 B형 바이러스 항체가 발견되는 빈도가 증가하는 것으로 나타났다. 그레이브스병 환자의 경우, 예르시니아 엔테로콜리티카(Yersinia enterocolitica) 혈청군 0:3에 대한 순환 항체의 유병률이 높은 것으로 나타났다. 또한 예르시니아 항체들은 갑상선의 구조와 상호적으로 작용하는 것으로 밝혀졌다. 또한 TSH에 대해 낮은 친화력을 가진 결합 부위는 다른 박테리아들−리슈만편모충(Leishmania)과 미코플라스마(Mycoplasma)에서도 발견되었다. 레트로바이러스의 유전자 서열이나 단백질도 역시 그레이브스병을 앓는 환자들의 갑상선에서 발견되었다. 이것은 2차 감염으로 인해 발생할 수 있다.

④ 임신과 출산

여성이 임신을 하게 되면, 체내에서 일련의 호르몬 변화들이 일어나기 때문에, 프로제스테론, 에스트로겐, 옥시토신, 프로락틴 그리고 릴랙신의 수치가 증가한다. 이 호르몬들 중 어느 것이든 그레이브스병을 유발할 수 있다.

⑤ 흡연

연구에 따르면 흡연과 그레이브스 갑상선 안과 질환은 상대적으로 관련이 적은 것으로 나타났다. 그러나 갑상선 호르몬의 과다한 생산을 방지하기 위해 개발된 치료제들과 흡연이 병합되면 증상들이 증가하는 것으로 나타났다.

징후와 증상

다음은 그레이브스병에서 볼 수 있는 일반적인 징후와 증상이다. 그러나 이들의 진행은 개인마다 다를 수 있다. 또한 이러한 증상들의 다수는 다른 근본적인 문제들로 인해 발생할 수 있다는 것을 명심해야 한다.

불안, 신경질 그리고 과민 반응

남성의 유방 확대(희귀)

툭 튀어나온 안구(안구 돌출증)

흉통 그리고/또는 빠르고 불규칙한 심장 박동(심계항진)

당뇨병 관리의 어려움

발기 부전 또는 성욕 감퇴

안검퇴축, 안검부종, 눈 주위 충혈, 눈 위의 압박감, 눈의 과민반응 그리고 복시 현상(그레이브스 안구병증)

결절(갑상선의 비대)

내열성

장의 연동운동 증가(배변) 그리고/또는 설사

일반적으로 발등이나 정강이 주위의 피부가 붉고, 울퉁불퉁하며, 두꺼워진다(그레이브스 피부병증).

성격 변화 및 심리적 변화

땀을 많이 흘림(발한)

호흡 곤란

- 손이나 손가락이 경미하게 떨림
- 얇아진 머리카락
- 체중 변화(체중 감량 또는 체중 증가)

그레이브스병이 의심되면, 아래 열거된 검사들을 통해 자신의 상태를 평가하라.

그레이브스병을 위한 검사

그레이브스병 또는 다른 잠재적인 형태의 갑상선 기능 항진증이 있는지를 판단할 수 있는 여러 검사들이 있다.

① 신체검사
일반적으로 담당 의사는 자극에 민감하거나 툭 튀어나온 안구, 갑상선 비대 또는 떨림 증상 등과 같은 그레이브스병을 암시하는 일련의 징후들을 찾을 수 있다.

② 혈액 검사
표준 혈액 검사에서 갑상선 호르몬(T3 및 T4)의 수치가 증가하거나 갑상선자극호르몬의 수치가 감소할 경우, 갑상선 기능 항진증을 의심해 볼 수 있다. 자가 면역 항체가 갑상선을 자극하기 때문에 갑상선자극호르몬의 생산은 자연히 감소할 것이다. 다른 특수한 혈액 검사를 통해 갑상선 과산화효소(TPO)의 항체 수치를 측정할 수 있으며, 이를 통해 자가 면역 질환에 걸렸는지를 알 수 있다. 그러나 건강한 사람들의 5~10퍼센트에게서 TPO 검사 결과가 양성 반응을 보일 수 있기 때문에, 이 항체 검사의 결과는 결정적이지 않을 수 있다. 검사 결과들이 모두 정상 범위 안에 들어 있으면, 적어도 그레이브스병을 배제할 수 있다.

③ 방사성 요오드 섭취

방사성 요오드 섭취 검사는 갑상선이 흡수하는 요오드의 양을 측정하고, 갑상선의 전체 또는 일부가 얼마나 과도하게 활동하는지를 결정하기 위해 개발되었다. 갑상선이 흡수하는 방사능 요오드 추적자의 양에 따라 갑상선 기능의 정상 여부가 결정된다. 만약 갑상선이 방사성 요오드 추적자를 많이 흡수한다면, 갑상선 기능 항진증을 의미할 것이다.

④ 안구 주변 영역 스캔

환자가 안구나 안와 주변에 불편함을 호소하거나 안구 돌출이 의심되는 경우, 여러 번에 걸쳐 이 검사를 시행할 수 있다. 눈이 민감해진 원인과 정도를 결정하기 위해서 초음파, 자기 공명 영상(MRI) 또는 컴퓨터 단층 촬영(CT)을 수행할 수 있다.

  환자의 가족력, 위험 요인들, 증상들 그리고 검사 결과들을 토대로 담당 의사는 그레이브스병의 유무를 결정할 것이다.

그레이브스병의 치료

그레이브스병을 치료하기 위한 여러 가지 방법들이 있다. 각 치료법을 선택할 때, 그레이브스병이 얼마나 진행되었는지를 고려해야 한다.

① 베타 차단제(B-아드레날린성 대항제)

베타 차단제는 원래 아드레날린이라고 부르는 에피네프린의 효과를 차단하여 혈압을 낮추기 위해 개발되었다. 이 치료제는 막힌 혈관을 개방할 뿐만 아니라 분당 심장 박동수를 줄여 혈압을 낮추는 기능을 한다. 결과적으로 이 치료제는 빠른 맥박, 두근거림, 떨림 그리고 불안을 감소시킨다. 베타 차단제는 효과가 빠르게 나타나기 때문에 그레이브스병의 초기 치료에 쓰인다. 베타 차단제는 갑상선의 기능, 분비 또는 호르몬 합성에 영향을 미치지는 않는다. 단독으로 그레이브스병을 치료하는 데 쓰이지 않으며, 방사성 치료 전, 후에 단기간 사용한다. 만약 환자에게 천식, 폐기종, 울혈성 심장 기능 상실증, 서맥(느린 심장 박동), 저혈압, 만성 폐쇄성 폐질환(COPD) 혹은 레이노 현상이 있는 경우, 베타 차단제를 사용해서는 안 된다.

② 항갑상선 치료제

치료를 위한 첫 번째 선택은 항갑상선 치료제다. 항갑상선 치료제는 갑상선의 호르몬 생산 능력을 낮추어, 호르몬 생산을 감소시키기 위해 개발되었다. 다른 치료법들과 달리, 진행 중인 치료를 중단하면 갑상선은 치료 전 상태가 된다. 각 치료제마다 많은 다양한 부작용들을 가지고 있다. 메스꺼움, 구토, 가슴앓이, 두통, 발진, 관절 통증, 미각 상실, 간 부전 또는 질병과 싸우는 백혈구의 감소 등이 여기에 포함된다. 임산부는 언제 치료를 시작할 수 있는지에 대해 담당 의사와 항상 상의해야 한다. 다른 치료법들을 통해 갑상선이 정상적으로 기능하고 안정된 균형을 이루게 되면, 일반적으로 이 치료제를 이용한 치료를 중단할 수 있다. 다음과 같은 치료제들이 여기에 포함된다.

글루코코르티코이드　고용량의 글루코코르티코이드는 말초에서 T4가 T3로 전환되는 것을 억제한다. 그레이브스병을 치료하기 위해 글루코코르티코이드를 사용하면, 갑상선의 T4 분비가 감소된다. 이 반응이 얼마나 효과적인지 혹은 오래 지속되는지는 알려져 있지 않다. 그레이브스병이 안구/안구주변 혹은 피부에 광범위하게 나타나거나 갑상선 폭풍이 있을 경우에 한해, 글루코코르티코이드를 단기간에 걸쳐 조건적으로 사용할 것을 권장한다.

요오드 및 요오드 함유 화합물 루골용액 또는 요오드화 칼륨 포화 용액처럼 요오드의 약리학적 투여량은 다음과 같은 메커니즘에 의해 작용한다.

갑상선으로 운반되는 요오드를 감소시킨다.

요오드의 조직 내 안정화를 억제하고, T4와 T3가 갑상선에서 방출되는 것을 차단한다.

그레이브스병에서 갑상선의 혈관분포를 감소시킨다.

그 효과는 일시적이며, 단지 며칠에서 몇 주까지 지속된다. 갑상선 중독증은 재발할 수 있으며, 심지어 악화될 수도 있다. 결과적으로, 우선 티온아마이드를 사용하여 갑상선의 상태를 정상적으로 유지한 후에, 외과적 시술을 준비하는 과정에서 오직 단기간에 걸쳐 요오드 치료를 사용한다. 또한 요오드는 갑상선 호르몬을 즉각적으로 억제할 수 있기 때문에, 갑상선 폭풍을 치료하는 데 사용된다.

구강 담낭 조영제 요오파노산과 이포데이트나트륨 등과 같은 구강 담낭 조영제(요오드가 함유된 방사선 조영제)는 갑상선 호르몬을 급격하게 감소시킨다. 조영제에서 나오는 무기성 요오드는 T4가 말초에서 T3로 전환되는 것을 억제할 뿐만 아니라 갑상선의 호르몬 분비를 방해한다. 이포데이트나트륨과 요오파노산은 기능적으로 빠르게 작용하기 때문에 그레이브스병을 치료하는 데 매우 효과적이다. 이 조영제는 요오드의 활동을 차단하고, 갑상선의 호르몬 합성을 방해하기 때문에, 장기 치료에는 효과적이지 않다. 요오파노산과 이포데이트나트륨을 사용할 경우, 갑상선에 요오드가 축적되기 때문에, 방사성 요오드 사용은 몇 주 동안 불가능하게 된다. 그러므로 이러한 조영제들은 갑상선의 호르몬 생산을 급격히 줄여야 하는 응급 상황이나 외과적 시술 전에 가장 많이 사용한다.

과염소산염 　과염소산염은 요오드가 갑상선으로 운반되는 것을 억제한다. 발생할 수 있는 부작용들에는 위장 자극과 재생 불량성 빈혈 등과 같은 것들이 있다. 이러한 부작용들은 다소 일반적이므로, 과염소산염을 그레이브스병의 장기 치료제로서 사용하지 않는다. 티온아마이드와 함께 사용되는 과염소산염은 아미오다론으로 인한 갑상선 기능 항진증에서 발생하는 갑상선의 요오드 과부하를 줄이는 데 성공적으로 사용되고 있다.

티온아마이드 　티온아마이드 계열의 항갑상선 치료제에는 메티마졸, 카르비마졸 그리고 프로필티오우라실 등 세 종류의 치료제가 있으며, 그레이브스병을 치료하는 데 효과가 있다. 티온아마이드는 이미 만들어진 갑상선 호르몬의 방출을 차단하지는 않는다. 결과적으로 이미 저장된 갑상선 호르몬이나 요오드가 고갈되고 증상들이 완전히 완화되어 갑상선의 기능이 정상화되는 데는 1~6주의 시간이 소요된다. 크기가 큰 갑상선종에는 갑상선 호르몬이 많이 축적되어 있기 때문에, 티온아마이드에 대한 반응이 늦을 수도 있다.

　티온아마이드를 사용하는 것의 중요한 문제점은 치료를 중단했을 때 발생하는 갑상선 중독증의 높은 재발률이다. 추적 조사 기간에 따라 재발률은 50~80퍼센트에 이른다. 대부분 3~6개월 이내에 재발하지만 훨씬 나중에 재발할 수도 있다. 재발률은 지난 10년간 감소했으며, 그 이유는 아마도 미국인의 평균 식단에 요오드 공급이 증가했기 때문으로 파악된다. 만약 치료 후에 갑상선 기능 항진증이 재발한다면, 다른 형태의 치료가 필요하다. 일부 환자들은 치료 후 갑상선 기능 저하증에 걸리기도 한다.

　티온아마이드를 복용하는 환자들의 1~15퍼센트에게서 경미한 부작용들이 보고되었다.

두드러기(urticaria)　　　　경미한 간 효소 증가

가려움증(pruritus)　　　　피부 발진

관절통

티온아마이드를 이용한 치료에서 심각한 부작용들이 나타나는 경우는 드물며, 부작용이 있을 경우 투약을 신속하게 중단해야 한다.

담즙정체성 괴사성 간염   루푸스−유사 증후군

백혈구의 감소(무과립구증)   독성 간염

혈관들의 염증(혈관염)

티온아마이드는 갑상선 수술 전에 방사성 요오드와 함께 사용하거나 일차 치료를 목적으로 사용할 수 있다. 치료는 일반적으로 1~2년이 소요되며, 그 이후는 중단한다.

③ 방사성 요오드 치료

앞에서 설명한 바와 같이, 갑상선은 제대로 기능하기 위해서 매일 요오드를 흡수해야 한다. 이 치료법에서 환자는 방사성 요오드를 경구로 복용한다. 반응을 보이는 요오드는 흡수되기 때문에, 과다하게 활동하는 갑상선 세포들을 파괴하는 데는 저용량의 방사선으로 충분하며, 치료를 통해 갑상선은 수축하고 호르몬 생산은 줄어든다. 방사성 치료는 몇 주에 걸쳐 진행되며, 갑상선의 호르몬 생산이 감소되면, 그레이브스병의 증상들도 완화된다.

불행하게도, 안구 근육에 자극을 느끼는 환자의 경우 결과는 더 복잡하다. 안구 근육에 경미한 염증을 가진 환자들의 경우, 치료 효과는 경미하고 일시적일 수 있다. 그러나 안구병증이 중증 이상으로 심각할 경우 이 치료법을 권장하지 않으며, 임신 중이거나 수유 중인 여성에게도 권장하지 않는다.

이 치료법은 갑상선 세포들을 파괴하기 때문에, 치료 후 갑상선의 호르몬 생산량에 영향을 미칠 것이다. 그러므로 갑상선 호르몬의 수치를 정기적으로 점검해야 하며, 갑상선 호르몬이 줄어들 경우 갑상선 호르몬 치료제가 보상적으로 필요할 것이다.

④ 외과적 시술

증상이 심각할 경우, 갑상선의 일부 혹은 전체를 외과적으로 제거하는 것을 고려할 수 있다. 갑상선을 부분적으로 또는 전체적으로 제거하면, 환자의 갑상선 호르몬 수치를 주의 깊게 관찰해야 한다. 해당 환자는 일반적으로 평생 동안 갑상선 호르몬을 복용해야 한다.

⑤ 갑상선 안구병증(TED) 치료

갑상선 안구병증의 증상들이 경증일 경우, 환자들은 주간에는 처방전 없이 구입할 수 있는 인공 눈물을 사용하고, 야간에는 노출로 인한 각막 손상을 방지하고 각막을 보호하기 위해서 젤 형태의 윤활제를 사용할 수 있다. 증상들이 중증 이상일 경우, 담당 의사는 다음과 같은 치료법을 권장할 수 있다.

수정 렌즈　그레이브스병 혹은 그레이브스병을 치료하기 위한 외과적 시술의 부작용으로 인해 복시가 생겼을 경우, 시력을 정상화하기 위해 프리즘 렌즈로 된 안경을 처방할 수 있다. 시력 개선의 결과는 환자마다 다를 수 있다.

코르티코스테로이드　프레드니손(prednisone)과 같은 코르티코스테로이드로 치료하면, 안구 뒤쪽에서 발생할 수 있는 부종을 줄일 수 있다. 부작용들로는 체액 유지, 체중 증가, 혈당 상승, 혈압 상승, 기분 변화 등이 있을 수 있다.

안구 건조　안구가 건조해져 마치 모래가 들어간 듯 느껴지거나, 염증 혹은 자극을 느끼기 시작하면, 인공 눈물이나 점안액을 사용하여 각막이 손상되지 않도록 하라. 이를 위해 사용할 수 있는 제품에 대해서는 담당 의사와 상의하라. 야간에는 안대나 안검 차단제를 사용하여 안구가 건조해지지 않도록 하라.

안검(눈꺼풀) 수술　환자가 눈을 감을 수 있게 하고, 처진 안검을 적절한 위치로 복원하여 시야를 확보하기 위해서 시술할 수 있다.

안와 감압술 이 수술에서 외과의사는 안와와 부비동 사이의 골격을 제거하여, 안구가 원래 위치로 돌아갈 수 있게 더 많은 공간을 확보한다. 안압으로 인해 시신경이 손상을 입어 실명될 우려가 있을 경우, 이 치료를 고려해야 한다. 가능한 합병증에는 복시 현상이 있다.

자연 요법

그레이브스병을 치료하는 데는 지름길이 없지만, 고려할 수 있는 자연 치료법들이 많이 있다. 이 치료법들은 표준 치료와 함께 사용할 수 있다. 자연 치료법 중에 무엇을 선택하든지, 시작하기 전에 담당 의사와 상의해야 한다.

① 침술 요법
이 치료법은 수천 년 동안 중국에서 사용되어 왔다. 중국에서 실행한 연구에 따르면, 침술 요법이 그레이브스병의 치료에 효과적인 것으로 나타났다.

② 냉찜질
목이 시작하는 부분의 앞쪽에 위치한 갑상선 위에 얼음 팩을 하루에 세 번 놓게 되면, 갑상선의 부기를 줄일 수 있다. 냉기 역시 갑상선의 기능을 서서히 늦추는 데 도움이 될 것이다.

③ 식단
당신에게 유익한 음식을 먹어라. 과일류, 채소류 그리고 견과류 들이 목록의 선두에 서게 된다. 게다가 고단백질 식단은 그레이브스병의 가벼운 증상들을 치료하는 데 효과가 있는 것으로 나타났다. 이러한 식품들에는 갑상선의 요오드 사용을 어렵게 하거나 방해하는 것으로 보이는 자연 발생 화학 물질인 고이트로젠이 들어 있다. 따라서 고이트로젠이 함유된 음식들은 갑상선의 호르몬 합성을 차단한다. 다음 음식들에는 고이트로젠이 함유되어 있다.

- 아몬드, 브로콜리, 방울 양배추, 양배추, 카사바 뿌리, 콜리플라워
- 콜라비, 수수, 겨자, 복숭아, 땅콩, 잣
- 유채씨, 루타베가, 대두, 고구마, 순무

　그러나 이런 음식들에 들어 있는 고이트로젠의 함량은 낮기 때문에, 이 음식들을 그레이브스병을 치료하는 치료제 대용으로 사용해서는 안 된다. 그뿐만 아니라, 요리를 하게 되면 고이트로젠이 비활성화된다. 마찬가지로, 만약 환자의 요오드 수치가 적절하다면, 고이트로젠으로 구성된 식단이 갑상선의 기능을 방해한다는 사실을 입증할 수 있는 실질적인 자료는 없다. 또한 해조류처럼 요오드 함량이 높은 음식은 피해야 한다.

　연구에 따르면, 플라보노이드는 혈청 T4의 수치를 감소시킬 뿐만 아니라 T4가 T3로 전환되는 과정을 방해하며 탈 요오드화효소의 활성화를 억제하기 때문에 플라보노이드가 들어 있는 음식들을 섭취해야 하는 것으로 나타났다. 노란색, 주황색, 빨간색을 띤 채소류와 블루베리, 보라색 포도, 체리 등과 같이 자주색을 띤 과일류에는 플라보노이드가 들어 있다.

④ 운동 및 가벼운 웨이트 트레이닝

운동은 많은 건강상의 이유들로 인해 좋은 일이지만, 그레이브스병에 관해서는 두 가지 면에서 도움이 될 수 있다. 문제가 체중 증가일 경우, 운동을 하면 탄수화물이 연소되어 체중을 줄이는 데 도움이 된다. 둘째, 그레이브스병을 앓는 환자의 경우 골밀도가 낮아지는 경향이 있다. 가벼운 웨이트 트레이닝을 하면 골격과 하지 근육이 강화되고, 신체 균형을 더 잘 유지하고, 낙상을 방지할 수 있다.

⑤ 음식 선택을 제한하라

그레이브스병을 치료할 때, 정상적인 갑상선 기능을 방해할 수 있는 음식 섭취를 피해야 한다.

카페인을 피하라   카페인은 빠른 심장 박동수, 불안 그리고 떨림과 같은 그레이브스병의 증상들을 악화시킬 수 있다. 탄산음료, 커피, 차 그리고 초콜릿과 같은 제품들을 식단에서 제거하면, 당신은 이러한 지속적인 문제들 중의 일부를 제어할 수 있다.

알레르기를 유발하는 음식들을 피하라   알레르기를 유발하는 음식들을 식별하고 피하기는 쉬울지 모르지만, 일부 사람들에게는 자신들이 인식하지 못한, 숨겨진 음식 알레르기가 있다. — (락토오스가 함유된)유제품에서 콩/(글루텐이 함유된)밀가루 제품에 이르기까지 — 이러한 음식 알레르기들의 대부분은 그레이브스병의 증상들을 악화시킬 수 있다. 자신에게 알레르기를 유발할 수 있는 모든 음식들에 대해 알고 있는지 확인하라.

요오드가 많이 들어 있는 음식들을 피하라   요오드는 갑상선 호르몬의 과잉 생산에 영향을 줄 수 있으므로 해조류, 요오드화 소금 그리고 일부 생선 및 해산물처럼 요오드 함량이 높은 식품들은 피해야 한다. 게다가 베타딘 세척, 아미오다론 그리고 방사선 염료 등과 같은 요오드가 함유된 약물들을 가능한 한 피해야 한다. 담당 의사와 상의 없이 약물 치료를 중단하지 마라. 요오드 과다는 요오드 수치를 측정하지 않고 요오드를 섭취하는 사람들에게 실질적으로 문제가 될 수 있다. 그레이브스병을 앓는 환자들에게 요오드를 사용할 경우 예측이 불가능하기 때문에 요오드 사용을 권장하지 않는다.

가공 식품들을 피하라   과도하게 가공되고, 소금이나 설탕이 가미된 음식물들의 섭취를 줄이거나 중단하라. 또한 요오드가 적게 들어 있는 음식들을 섭취하도록 하라. 당신이 고수할 수 있는 유익한 건강 식단을 찾으라.

⑥ 스트레스 감소

연구 결과에 따르면, 스트레스로 인해 그레이브스병의 증상들이 유발되거나 악화될 수 있다. 일상생활에서 스트레스를 조절하는 방법을 배우면, 치유 과정을 방해할 수 있는 스트레스와 관련된 호르몬들을 피할 수 있다. 산책이나 온욕에서부터 요가에 이르기까지 가능한 한 여유롭게 즐길 수 있는 활동을 찾아라. 이러한 작은 변화가 당신의 일상을 달라지게 할 것이다.

⑦ 금연

연구에 따르면 흡연은 그레이브스병과 관련된, 특히 그레이브스 안구병증을 앓고 있는 환자들의 증상을 악화시킬 수 있다. 게다가 갑상선 치료 결과에 영향을 줄 수 있다. 금연은 쉽지 않지만, 치료에 도움이 된다고 생각하면 훨씬 쉬워질 것이다.

⑧ 영양 보충제

그레이브스병을 치료하는 다른 방법은 영양 보충제를 복용하는 것이다. 그러나 단순히 영양 보충제를 복용하는 것만으로는 갑상선 질환을 극복하기에 충분하지 않을 수 있다. 갑상선의 건강을 개선하는 데 도움이 될 만한 특정 영양 보충제를 복용할 때 고려해야 할 여러 가지 요소들이 있다.

칼슘 구연산 그레이브스병을 앓는 환자들의 경우 골다공증이 발병할 위험이 높으며, 갑상선 기능 항진증에서 칼슘의 신진대사는 변할 수 있다. 칼슘 보충은 도움이 될 것이다.

코엔자임 Q-10 비타민의 경우와 마찬가지로, 이 보조효소는 에너지를 생산하는 신체 순환 사이클, 즉 전자-운송 체인(electron-transport chain : ETC)의 보조 인자이다. 갑상선 기능 항진증을 가진 성인과 소아들에게서 코엔자임 Q-10의 수치가 낮게 나타났다. 연구에 따르면, 코엔자임 Q-10의 수치는 갑상선 기능 항진증을 치료한 후 정상으로 회복될 수 있는 것으로 나타났다. 코엔자임 Q-10의 보충은 심장 질환을 앓고 있는 그레이브스병 환자들과 갑상선 기능 항진증이 오랜 기간에 걸쳐 교정되지 않은 환자들에게 도움이 될 수 있다.

L-카르니틴 이 아미노산은 장쇄지방산을 미토콘드리아 속으로 운반하는 데 사용한다. L-카르니틴은 갑상선 호르몬의 길항제이며, 말초 조직에서 갑상선 호르몬이 세포핵 내부로 들어가는 것을 억제한다. 갑상선 기능 항진증을 가진 환자들에게 카르니틴을 처방한 연구가 6개월 넘게 진행되었다. L-카르니틴을 복용한 환자들의 증상과 간 수치는 개선된 반면, L-카르니틴을 복용하지 않은 환자들의 경우 더 악화되었다. 여기에 사용된 L-카르니틴의 형태는 단독, 아세트산 혹은 프로피온산 형태이며, D-형태여서는 안 된다. 또한 L-카르니틴은 신장을 통해 제거되므로, 신장 기능이 정상인 경우에만 고려해야 한다.

셀레늄 그레이브스병이 있는 사람들의 셀레늄 수치는 일반적으로 낮다. 사실, 체내에 셀레늄이 부족하면 말초 조직(신장, 간)에서 T4가 T3로 전환되는 것이 변경된다. 한 의학 실험에 따르면, 자가 면역 갑상선염을 가진 실험 대상자들이 3개월 동안 셀레늄 200mcg을 복용한 결과, 그들의 자가 면역 항체의 수치가 감소되거나 없어진 것으로 나타났다. 셀레늄은 갑상선 기능 항진증의 가벼운 증상들을 치료할 수 있는 보충제들 중의 하나이며, 셀레늄의 수치가 높지 않거나 셀레늄 독성이 없는 사람들에게 적합하다.

많은 연구에 따르면, 그레이브스 안구병증을 가진 환자들의 다수에게 셀레늄이 결핍되어 있는 것으로 나타났다. 셀레늄을 매일 2회씩, 일일 복용량 100mcg을 6개월 동안 복용할 경우, 안구병증과 관련된 증상들이 현저하게 개선되는 것으로 나타났다. 게다가 그레이브스병을 앓는 환자가 위에 언급한 양의 셀레늄을 복용할 경우, 갑상선 호르몬 과다생산의 원인들 중 하나인 갑상선 과산화효소(TPO) 항체의 수치가 현저하게 감소되는 것으로 나타났다.

비타민 A   비타민 A를 고용량으로 복용하면 갑상선에서 억제 작용을 하며, 비타민 A의 보충은 그레이브스병의 증상들을 감소시키는 것으로 나타났다. 비타민 A가 작용하는 정확한 메커니즘은 알려져 있지 않다. 다량의 비타민 A는 흡연자에게 폐암의 발병 위험을 높일 수도 있기 때문에, 만약 당신이 흡연자라면 이 치료법을 생각하지 마라.

비타민 C(아스코르빈산)   동물을 대상으로 한 연구에 따르면, 과도한 갑상선 호르몬은 혈액, 간, 부신, 흉선 그리고 신장에서 아스코르빈산의 수치를 감소시키는 것으로 나타났다. 갑상선 기능 항진증을 가진 환자들을 대상으로 한 임상 실험에서 아스코르빈산의 배설이 증가하는 것으로 나타났다. 그뿐만 아니라, 티오우레아 그리고 티오우라실 등과 같은 치료제들 역시 아스코르빈산의 수치를 낮추는 것으로 나타났다. 결과적으로 갑상선 기능 항진증을 가진 환자들에게 비타민 C를 보충할 것을 권장한다. 비타민 C를 보충하면, 질병의 경과에는 영향을 미치지 않지만, 증상과 신진대사 효과를 감소시킬 수는 있을 것이다.

비타민 E   비타민 E는 그레이브스병으로 인한 산화성 손상을 예방할 수 있다. 동물을 대상으로 한 연구에서 갑상선 기능 항진증을 가진 동물들에게 비타민 E를 투여한 결과, 갑상선 기능 항진증과 관련된 지질 과산화를 예방하는 데 도움이 되는 것으로 나타났다. 인간을 대상으로 한 연구에 따르면, 갑상선 기능 항진증을 가진 환자에게서 비타민 E의 수치가 낮은 것으로 나타났다. 결과적으로 비타민 E를 보충하는 것이 좋다.

아연   갑상선 기능 항진증의 진행과정에서 아연은 배뇨를 통해 체외로 배출되기 때문에, 아연의 수요가 증가하며, 갑상선 기능 항진증을 가진 환자들의 적혈구 아연 수치는 점점 낮아진다. 항갑상선 치료제를 이용한 치료에서 자유T3와 자유T4의 수치가 정상화되면, 적혈구 아연 수치도 대략 2개월 후에 정상화되는 것으로 나타났다.

⑨ 허브
그레이브스병을 앓는 일부 환자에게 도움이 될 수 있는 식물성 보충제들이 많이 있다. 이러한 허브들로 만든 보충제를 사용할 때는 항상 숙련된 전문가의 조언을 구하는 것이 좋다.

뷔글위드   실제로, 미국의 FDA와 동등한 독일의 독일위원회 E는 신경 계통의 기능 장애와 관련이 있는, 가벼운 증상의 갑상선 기능 항진증을 치료하기 위한 뷔글위드의 사용을 인정하고 있으며, 이는 약리학적 연구들에 기초하고 있다. TSH와 T4가 감소하고 T4가 T3로 전환되는 것이 억제될 경우, 뷔글위드는 활성화된다. 또한 뷔글위드는 그레이브스 면역글로불린의 생물학적 활성화와 수용체-결합을 억제한다. 하지만 뷔글위드를 고용량으로 사용할 경우, 드물게 갑상선이 비대해지며, 갑작스럽게 사용을 중단할 경우 갑상선 기능 항진증의 증상들이 증가하는 것으로 알려져 있다.

석송   이 약초는 뷔글위드처럼 갑상선 기능 항진증을 치료하는 데 사용된 긴 역사를 가지고 있다. 석송을 이용한 동물 연구들에 따르면, TSH가 갑상선의 수용체에 붙는 과정에서 TSH의 활성화를 차단하고, 뇌하수체에서 TSH의 분비를 차단하며, 요오드 펌프를 억제할 수 있는 것으로 나타났다. 또한 석송은 말초기관에서 일어나는 T4의 탈요오드화뿐만 아니라 T4가 T3로 전환되는 것을 억제할 수도 있다.

엠블리카 오피시날리스　엠블리카 오피시날리스를 이용한 동물 연구들이 촉망받고 있다. 연구에 따르면, 상당량의 엠블리카 오피시날리스는 T3와 T4의 농도를 줄이는 것으로 나타났다. 인간을 대상으로 한 실험들이 필요하다.

생강　생강은 갑상선의 기능에 긍정적인 효과를 미치는 것으로 밝혀졌다. 생강은 갑상선 질환을 통제하는 데 핵심 요소로 입증된 마그네슘을 함유하고 있다. 생강은 염증 조절에 도움을 주기 때문에, 염증으로 인한 갑상선 질환들을 예방하는 것으로 여겨진다. 생강은 다양한 방법으로 쓰일 수 있다. 요리를 하거나 구울 때 신선한 생강 뿌리를 절편이나 가루 형태로 첨가할 수 있다. 경구용 알약 1캡슐을 하루에 2회 복용하라.

레몬 밤　이 허브는 신경 계통에 진정 효과가 있는 것으로 알려져 있으며, 옛날부터 이 문제를 치료하는 데 사용되어 왔다. 시험관에서 진행되는 연구에 따르면, 레몬 밤은 TSH를 위한 수용체를 차단할 수 있고, 소에서 추출한 TSH뿐만 아니라 그레이브스병에서 나타나는 자가 면역 항체가 갑상선 조직에 결합하는 것을 억제할 수 있는 것으로 확인됐다. 일반적으로 레몬 밤은 뷔글위드와 함께 그레이브스병을 치료하는 데 쓰인다. 연구에 따르면 주사 형태로 이 약초를 투여할 경우, 갑상선의 호르몬 생산을 낮추는 것으로 나타났다. 경구 형태의 투여에 대한 더 많은 연구들이 수행돼야 한다.

밀크 엉겅퀴(Milk Thistle)　밀크 엉겅퀴는 그레이브스병을 치료하는 데 도움이 되는 자연 요법으로서, 일반적으로 보충제 형태로 섭취된다. 이 약초는 그레이브스병을 치료하는 데 유익한 항산화성 성질을 함유하고 있는 실리마린 (silymarin)이라 불리는 플라보노이드를 함유하고 있다. 또한 그레이브스병 안 구병증을 치료하는 데 도움이 된다.

익모초　이 약초는 전통적으로 불안, 우울증, 심장의 두근거림 그리고 빈맥을 치료하는 데 사용된다. 그러므로 그레이브스병의 증상들을 완화시키는 데 도움이 된다. 이 약초는 뷔글위드와 함께 사용할 수 있다. 독일 위원회 E는 불안과 관련된 심장 질환을 치료하고 갑상선 기능 항진증의 가벼운 증상들을 완화하는 데 익모초의 사용을 권장하고 있다.

심황　생강과 마찬가지로 심황은 수천 년 동안 사용된 허브로서, 염증을 치료하는 데 도움이 될 수 있다. 심황은 항염증성 물질이며, 그레이브스병과 같은 갑상선 기능 장애를 치료하는 데 도움이 된다. 요리할 때 심황을 추가할 수 있으며, 캡슐 형태로 복용할 수 있다.

　그레이브스병을 치료하는 데 도움이 될 수 있는 식물성 의약품에는 호손 베리(hawthorne berry), 아스트라갈루스(astragalus), 은행나무, 감초 그리고 캐모마일 등이 있으며 플라보노이드가 함유되어 있다.

결과(예후)

환자의 연령, 갑상선 기능 항진증에 대한 가족력, 현재 그리고 과거의 건강 상태, 환자가 앓는 질환의 심각성 정도, 치료에 대한 환자의 의지 등과 같이 그레이브스병을 치료할 때 고려해야 할 여러 가지 요소들이 있다. 경증에서 중증에 해당하는 그레이브스병을 앓고 있는 많은 환자들의 상태는 치료에 잘 반응한다. 그레이브스 안구병증이 있을 경우, 두 조건을 함께 치료해야 한다. 경증에서 중증에 이르는 그레이브스 안구병증 역시 치료에 잘 반응한다. 그레이브스 안구병증이 심각한 경우 추가적으로 안과 수술이 필요할 수 있다. 치료하는 데는 시간이 걸리기 때문에 양질의 삶을 유지하는 것에 중점을 두어야 한다.

외과적 시술이나 방사성 요오드 치료는 갑상선 기능 저하증을 유발할 수 있다. 갑상선 기능 저하증을 피하기 위해서 갑상선 호르몬의 수치를 확인해야 한다. 갑상선 호르몬 대체 요법의 정확한 복용량을 사용하는 한, 증상들을 피할 수 있다.

위에서 설명한 일련의 여러 의학적 치료들은 갑상선의 정상적인 호르몬 생산을 변화시킬 수 있다. 이것은 일시적 혹은 영구적일 수도 있다. 이러한 변화가 일어날 경우, 갑상선 호르몬의 수치를 균형 있게 유지하기 위해서 갑상선 호르몬의 대체재를 복용할 필요가 있다. 이 대체재는 갑상선이 완전히 정상적으로 기능할 때까지 혹은 평생 동안 필요할 수 있다.

결론

읽은 바와 같이, 그레이브스병은 갑상선 기능 항진증의 가장 흔한 형태다. 불행하게도 이 질환은 몇 년 동안 감지되지 않은 채, 마치 다른 질병의 일부처럼 진행될 수 있다. 그레이브스병으로 확인되면, 질병을 호전시킬 수 있는 좋은 치료법이 있다. 물론, 치료가 빠를수록, 결과는 더 좋다. 최선의 선택이 무엇인지를 인지하고 건강을 회복하기 위해 참여할 수 있는 것은 치유 과정의 중요한 측면이다.

5
갑상선 기능 항진증과 갑상선 중독증에 기인하거나 연관된 갑상선 질환들

앞의 두 장들에서 보았다시피, 갑상선 기능 항진증 및 갑상선 중독증에 관련된 여러 가지 원인과 치료가 있다. 마찬가지로 갑상선 기능 항진증과 갑상선 중독증으로 인해 야기되거나 이들과 연관된 여러 가지 의학적 질환들이 있다. 이러한 질환들의 상당수는 제각기 나름대로 고유한 증상과 건강상의 문제를 동반하며 그에 맞는 치료법이 있다. 갑상선 호르몬의 과잉 생산으로 고통 받고 있다고 생각한다면, 이 장에서 그것과 관련된 가장 흔한 질환들에 대해 기본적으로 배우게 된다.

자율 기능성 갑상선 결절(Autonomously Functioning Thyroid Nodules : AFTN)

자율 기능성 갑상선 결절은 갑상선 세포들로 구성된 덩어리로서, 갑상선의 표면이나 내부에서 성장하며 구분이 용이하다. 이 결절은 하나의 덩어리로 이루어져 산발적으로 나타나거나 다발성 결절 상태로 나타날 수 있다. 이 덩어리들이 다발성 결절 상태로 나타날 경우, 플러머병(Plummer's disease)이라고 부른다. 이 결절들은 TSH에 의한 자극과 상관없이 갑상선 호르몬을 생산·분비할 수 있으며, 신체가 필요로 하는 양보다 더 많은 갑상선 호르몬을 만들어 낼 수 있기 때문에, 갑상선 기능 항진증을 유발할 수 있다.

자율 기능성 갑상선 결절에는 두 가지 유형, 즉 온(warm) 그리고 열(hot)이 있다. 온 결절이란 호르몬을 만들어 내기는 하지만 TSH의 생산을 방해할 수 있을 만큼 충분한 양의 호르몬을 만들어 내지는 못하는 결절을 일컫는다. 온 결절은 크기가 커짐에 따라 갑상선 호르몬을 더 많이 만들어 낼 수 있다. 게다가 결절 주변을 둘러싸고 있는 갑상선 조직의 섭취 활동을 느리게 할 수도 있다. 만약 결절이 과도한 양의 갑상선 호르몬을 만들어 내고 결절 주변을 둘러싸고 있는 갑상선 조직에 영향을 미치기 시작하면, 이 결절을 열 결절이라고 부른다. 열 결절은 갑상선 기능 항진증을 초래할 수 있다. 결절의 크기가 점점 커지면 독성이라고 할 수 있다.

5~10퍼센트에 해당하는 소수의 고립 갑상선 결절(solitary thyroid nodule)들은 독성을 띤다. 이러한 고립 갑상선 결절은 개인의 출신 국가에 따라 발생 확률이 다른데, 예를 들어 유럽에서 더 높다. 갑상선 초음파 소견에서 부피가 16밀리리터 이상, 크기가 3센티미터 이상으로 보이는 결절에서 갑상선 기능 항진증이 주로 발병한다.

지적하고 넘어가야 할 중요한 사실은 갑상선에 하나의 결절이 있다고 해서, 이 결절이 단순히 악성을 의미하지는 않는다는 것이다. 해마다 120만 명 이상의 환자들이 갑상선 결절을 진단받는다. 이 결절들의 대부분은 갑상선 초음파 검사에서 양성으로 판정된다. 그뿐만 아니라, 해마다 생체 조직검사를 받은 52만 5천~60만 개의 결절들 중에서 단지 10퍼센트만이 악성으로 밝혀졌다 (악성 결절에 대한 자세한 내용은 10장, 205페이지를 참조하라).

징후와 증상

독성 선종(toxic adenoma)이나 AFTN을 가진 환자들에게 나타나는 징후와 증상은 갑상선 기능 항진증의 그것들과 동일하다(3장의 65페이지를 참조).

① 검사

자율 기능성 갑상선 결절이 있는지를 판단할 수 있는 여러 가지 검사들이 있다.

② 신체검사

일반적으로 담당 의사는 촉진을 통해 갑상선 기능 항진증을 암시하는 두드러진 징후들 중 일부를 알 수 있다. 그러한 징후에는 목 부위에서 만져지는 덩어리, 갑상선 비대 혹은 떨림 등이 있다.

③ 혈액 검사

불행하게도 갑상선자극호르몬의 혈중 수치로는 AFTN이 발병했는지를 결정할 수 없다. AFTN은 TSH에 영향을 미치지 않기 때문에, 이 질환을 감지하려면 초음파 검사가 필요하다.

④ 갑상선 초음파 검사

음파는 갑상선의 시각적 이미지를 만드는 데 사용된다. 이 검사는 작은 지팡이 모양의 초음파 트랜스듀스가 갑상선 앞에서 피부를 따라 움직이면서 이루어진다. 컴퓨터 화면에 만들어지는 흑백 이미지는 결절이 단단한 세포로 구성된 덩어리인지, 혈액이나 고름이 들어 있는 낭종(cyst)으로 구성된 덩어리인지를 보여준다. 결절이 단단할 경우, 양성인지 악성인지를 결정하기 위해 추가 검사가 필요하다.

⑤ 미세침흡인술

만약 갑상선에서 결절이 발견되면 미세침흡인술을 시행하게 된다. 결절이 있는 부위의 피부를 마취시키고, 얇은 바늘을 결절에 삽입하여 조직검사를 위한 세포와 체액을 확보한다. 이 표본들이 실험실로 보내지면, 병리학자는 세포들을 현미경으로 검사하고 세포들의 정확한 특성을 결정한다. 그리고 결과에 대한 보고서를 작성하여 담당 의사에게 보낸다.

치료

갑상선이 정상적으로 기능하는 한, 열 결절을 위한 치료는 필요 없다. 그러나 열 결절은 갑상선 기능 항진증으로 이어질 가능성이 있기 때문에 6개월마다 갑상선 수치 검사를 반복해야 한다. 온 결절은 암으로 발전할 가능성이 있기 때문에 냉(cold) 결절과 같은 방식으로 평가한다(열 결절의 경우 방사성 요오드의 섭취가 증가하는 반면, 냉 결절은 방사성 요오드 섭취 스캔을 하는 동안 주변 결절들보다 방사성 요오드의 섭취량이 훨씬 낮은 갑상선 결절이다). AFTN을 위한 효과적인 치료법은 여러 가지가 있으며, 치료법은 AFTN의 성격과 당신의 건강 상태에 따라 결정될 수 있다.

① 외과적 시술
필요한 경우, 외과적 시술로 결절을 제거하는 것이 좋다. 이 치료법은 매우 성공적이며, 단지 소수의 사람들에게서 수술 후 갑상선 기능 저하증이 나타난다.

② 방사성 요오드 치료(RAI)
이 치료법을 위해서 환자는 방사성 요오드를 경구로 복용한다. 반응을 보이는 요오드는 흡수되기 때문에 과다하게 활동하는 갑상선 세포들을 파괴하는 데는 저용량의 방사선으로 충분하며, 이로써 갑상선은 수축하고 호르몬 생산은 줄어든다. 치료는 몇 주에 걸쳐 진행된다. 갑상선 자가 항체 검사에서 양성 반응을 보이는 환자들의 경우 일반적으로 갑상선 기능 저하증이 될 가능성이 더 흔하다. 소수의 사람들에게서 방사성 요오드 치료 후 그레이브스병이 발병할 수 있다.

③ 경피 에탄올 주사(Percutaneous Ethanol Injections : PEI)

이 치료법이나 아래에 서술된 고주파절제술은 외과적 시술이나 방사성 요오드 치료를 할 수 없을 때 사용할 수 있다. 이 치료법은 알코올 용액인 에탄올을 주사를 통해 결절 속으로 주입하는 치료법으로, 특히 액체가 포함된 결절을 치료하는 데 사용되는 안전하고 효과적인 방법이다.

④ 고주파절제(Radiofrequency Ablation : RFA)

이 치료법의 시술 과정에서 바늘 전극을 피부를 통해 결절 속으로 삽입한다. 그리고 라디오파에 의해 생성된 전류는 결절을 포함한 작은 영역을 가열함으로써 결절을 파괴(절제)한다.

결과(예후)

AFTN을 위한 대다수의 치료법들은 매우 효과적이다. 생각할 수 있는 부작용은 갑상선 기능 저하에서부터 그레이브스병에 이르기까지 다양하다. 심각한 증상들이 관찰되지 않았다면, 담당 의사는 AFTN을 관찰하기 위해 환자를 주기적으로 검진할 수 있다.

다결절성 갑상선종(Multinodular Goiter : MNG)

다결절성 갑상선종은 부분적으로 또는 전체적으로 비대해진 갑상선에 다수의 결절이 있을 때 발생한다. 대부분의 갑상선종은 크기가 작으며, 증상이 거의 없다. 만약 증상이 나타난다면, 대개 갑상선의 성장이나 기능과 관계가 있는 것이다. 이 유형의 갑상선종에는 두 가지 형태, 즉 무독성 MNG와 독성 MNG가 있다. 무독성 다결절성 갑상선종(non-toxic multinodular goiter)을 가진 사람들의 경우, 징후나 증상이 전혀 나타나지 않으며 갑상선의 기능도 정상이다. 독성 다결절성 갑상선종(toxic multinodular goiter)을 가진 환자들의 경우 대개 증상이 나타나며, 특히 심장과 위장관 계통에 나타나는 증상들이 가장 일반적이다. 다결절성 갑상선종은 일반적으로 서서히 진행되며, 노인에게서 더 자주 발병한다. 또한 세계적으로, 특히 요오드가 결핍된 지역에서 널리 퍼진다.

다결절성 갑상선종을 가진 사람들은 갑상선 기능 항진이 될 수 있으며, 드물게 갑상선 기능 저하가 되기도 한다. 갑상선 기능 항진증은 부지불식간에 서서히 발병할 것이며, 이 경우에 발생하는 갑상선 기능 항진증은 일반적으로 장기간에 걸쳐 증상이 나타나지(감지되지) 않는다. 환자들의 TSH 수치는 낮으며, 자유 T4와 자유 T3의 수치들은 정상이다. 갑상선종이 성장함에 따라 발생하는 갑상선 기능 항진증은 자율적으로 호르몬을 만드는 세포들의 증가와 관련이 있다. 또한 갑상선 기능 항진증은 요오드 보충제, 아미오다론 혹은 조영제(염료)처럼 요오드를 함유한 약물들 때문에 발생할 수도 있다. 무독성 갑상선종이 독성 갑상선종으로 전환되는 것은 이 질환의 발전과정의 일부이며, 무독성 갑상선종이 독성 갑상선 선종으로 변하는 시기는 알려져 있지 않다.

위험 요소

비록 다결절성 갑상선종의 위험 인자들은 명확하게 파악되지 않았지만, 연구자들은 이 질환을 야기할 수 있는 수많은 상황이 있다고 추측한다.

① 유전학
MNG에 걸리기 쉬운 개인적 소향에 유전이 중요한 역할을 하는 것으로 보인다. 그러나 다결절성 갑상선종이 발병하기 위해서는, 아래에 열거된 것처럼 하나 이상의 발병 유발자들이 필요할 수 있다.

② 나이
통계에 따르면, 다결절성 갑상선종은 60세 이상 남성에게 가장 자주 발생한다.

③ 환경 조건
다수의 중금속과 오염 물질이 잠재적으로 다결절성 갑상선종을 유발할 수 있다.

④ 성별
남성보다 여성에게서 다결절성 갑상선종이 발병할 위험이 더 높다.

징후와 증상

다결절성 갑상선종의 대부분은 무독성이고 증상이 없기 때문에, 오직 신체검사를 통해 발견될 수 있다. 그러나 독성 다결절성 갑상선종에서는 다음과 같은 징후와 증상이 나타날 수 있다.
임신 중 갑상선의 비대
갑상선 기능 항진증의 점진적 발전
호너(Horner's) 증후군(희귀)
요오드에 의한 갑상선 중독증
상대정맥의 폐쇄(상대정맥 폐쇄 증후군)
머리 위로 팔을 뻗음으로 인한 흉곽 입구의 폐쇄(펨버튼 징후, Pemberton's sign)
간헐적 기침 그리고 연하 장애

횡격막 신경 마비(드문)

회귀 후두 신경 마비(드문)

목 앞부분에서 점진적으로 성장하는 결절 덩어리

출혈로 인한 갑작스런 통증 또는 확대(출혈)

상부기도 폐쇄, 호흡 곤란, 기도 압박

원인

갑상선이 갑상선 호르몬을 너무 많거나 적게 생산하면 갑상선종이 나타날 수 있다. 무독성 다결절성 갑상선종의 경우, 갑상선의 호르몬 생산이 정상이어도 갑상선이 비대해질 수 있다.

① 요오드 결핍

연구에 따르면 요오드화된 소금을 정기적으로 섭취하는 사람들의 경우, 그렇지 않은 사람들보다 다결절성 갑상선종이 발병할 가능성이 훨씬 적은 것으로 밝혀졌다.

② 흡연

흡연할 때 체내에서 만들어지는 유기 화학 물질인 티오시네이트(thiocynate)는 갑상선종을 유발할 수 있다.

③ 의약품

아미오다론처럼 요오드가 들어 있는 약품들을 복용하면 다결절성 갑상선종으로 이어질 수 있다. 약물 복용을 중단하기 전에, 담당 의사와 상담하라.

④ 식단

고용량의 천연 고이드로젠(요오드 섭취를 방해하여 갑상선의 기능을 억제하는 물질)이 들어 있는 식단은 갑상선종을 유발할 수 있다. 예를 들면 다음과 같다.

브로콜리	머스터드 그린	땅콩
콜리플라워	무	시금치
케일	복숭아	딸기
방울 양배추	콩을 함유한 식품	

다른 음식들과 마찬가지로, 여기 소개된 음식들 중의 많은 것들이 건강에 좋지만, 한 종류의 음식을 너무 많이 먹어서는 안 된다. 음식 조절은 건강의 열쇠다!

진단

다결절성 갑상선종이 있는지 여부를 결정하기 위해 사용할 수 있는 많은 검사들이 있다.

① 신체검사

일반적으로 담당 의사는 촉진을 통해 다결절성 갑상선종을 암시하는 더 뚜렷한 징후들을 찾을 수 있다. 그러한 징후에는 목 부위에서 만져지는 결절 덩어리, 갑상선 비대 또는 호흡 곤란 증세 등이 있다.

② 혈액 검사

혈액 검사는 가장 일반적인 검사이며, 갑상선 질환을 진단·치료하는 데 중요한 역할을 한다. 다결절성 갑상선종이 있는지를 결정하기 위해 많은 혈액 검사들을 하게 될 것이다.

③ 영상 검사

혈액 검사처럼 실험실에서 이루어지는 검사들만으로는 갑상선의 기능 장애가 항상 정확하게 파악되지 않는다. 때로는 더 많은 검사들이 요구되기도 한다. 영상 검사들은 다양한 갑상선 질환들의 진단을 위해 시행된다. 초음파, CT-스캔, MRI, 섬광조영술(핵의학에서 진단을 위해 사용되는 검사, scintigraphy) 또는 양전자 방사 단층 촬영(Positron Emission Tomography : PET) 스캔 등이 여기에 포함된다.

④ 미세침흡인술

만약 갑상선에서 MNG가 발견되면 미세침흡인술을 시행하게 된다. 결절이 있는 부위의 피부를 마취시키고, 얇은 바늘을 결절에 삽입하여 조직검사를 위한 세포들을 확보한다. 이 표본들은 실험실로 보내지며, 병리학자는 세포들을 현미경으로 검사하고 세포들의 정확한 특성을 결정한다. 그리고 결과에 대한 보고서를 작성하여 담당 의사에게 보낸다.

치료

다결절성 갑상선종을 위한 치료 방법은 증상에 따라 다르다. 결절성 갑상선 질환은 흔하다. 이런 갑상선종들의 대부분은 주요 증상을 일으키지 않으며, 암이 아니라고 입증되면 치료할 필요가 없을 수도 있다. 그러나 다음의 경우들에는 치료를 고려해야 한다.

- 미관상의 불만
- 거대 갑상선종, 결절이나 전체 갑상선의 점진적인 성장
- 경부에 손상이나 변형이 있을 경우
- 현성 혹은 무증상성 갑상선 기능 항진증
- 경부 압박을 암시하는 징후들

다결절성 갑상선종에 대한 완벽한 치료 강령은 없다. 사용되는 치료들에는 항갑상선 치료제인 티온아마이드, 레보티록신, 외과적 시술, 혹은 방사성 요오드 등이 포함된다.

① 항갑상선 치료제

갑상선 기능 항진증 때문에 결절성 갑상선종이 더 심해지면, 티온아마이드라 불리는 항갑상선 치료제를 사용하게 된다. 이 치료제는 TSH의 생산을 막는다. 질환이 약화되는 경우는 드물며, 일반적으로 치료는 평생 동안 진행된다. 그뿐만 아니라 이 치료제는 종양을 유발할 수 있다. 그래서 티온아마이드는 수술 위험을 낮추기 위해 외과적 시술 전에 사용한다. 갑상선 기능 항진증이 악화되는 위험을 줄이기 위해서 티온아마이드를 방사성 요오드 치료 전에 사용하기도 한다.

과거에는 뇌하수체의 TSH 분비를 억제하기 위해 레보티록신을 갑상선 호르몬 치료제로 사용했다. 그러나 병의 진행 과정을 보면 갑상선종은 시간이 지남에 따라 갑상선 기능 항진증으로 발전하기 때문에, 레보티록신을 이용한 치료는 더 이상 권장하지 않는다.

② 외과적 시술

외과적 시술의 목적은 결절로 보이는 모든 갑상선 조직을 제거하는 것이다. 일부 외과의사들은 갑상선의 일부를 제거하고, 다른 외과의사들은 재발을 방지하기 위해 갑상선 전체를 제거하기도 한다. 독성 결절성 갑상선종의 경우, 갑상선 기능은 대개 방사성 요오드를 이용한 치료보다 외과적 시술을 통해 더 일반적으로 정상화된다. 외과적 시술 후에는 티온아마이드가 필요 없다. 수술 후 발생할 수 있는 합병증으로는 출혈, 감염, 성대 마비 그리고 부갑상선 기능 저하증 등이 포함된다. 드물게 다른 합병증들도 발생할 수 있다.

③ 방사성 요오드

많은 의사들은 방사성 요오드를 갑상선 기능 항진증을 치료하는 데 사용하며, 특히 고령의 환자들에게 적합한 것으로 간주한다. 이 치료법은 비용이 저렴하고 합병증을 적게 유발한다. 환자들의 20~40퍼센트에게는 이차적인 방사성 요오드 치료가 필요할 것이다. 이 치료법을 통해 갑상선은 축소되며, 특히 독성 혹은 무독성 갑상선종들은 동일하게 축소된다. 방사성 요오드를 이용한 치료에서 생각할 수 있는 합병증 중의 하나는 방사선 갑상선염(radiation thyroiditis, 갑상선의 염증)이며, 스테로이드 또는 살리실레이트(salicylates)로 치료할 수 있다. 또 다른 합병증은 갑상선 기능 항진증의 자가 면역 유형으로서 환자의 약 5퍼센트에게서 볼 수 있는 그레이브스병이다.

만약 치료 전에 갑상선의 자가 면역 항체검사 결과가 양성일 경우, 그레이브스병이 발병할 위험이 더 높다. 이러한 양상은 외과적 시술 후 혹은 아급성 갑상선염(subacute thyroiditis)에서 볼 수 있다. 치료 후, 갑상선의 비대는 사라지게 된다. 다결절성 갑상선종을 방사성 요오드로 치료한 후, 영구적으로 갑상선 기능 저하증이 발병할 위험은 5~8년 안에 14퍼센트에서 58퍼센트로 높아진다. 이것은 작은 결절을 가진 환자들 그리고 갑상선의 자가 항체검사에서 양성 반응을 보인 환자들에게서 더 흔하다. 다결절성 갑상선종에 작용하는 방사성 요오드의 능력은 결절이 많을수록 감소한다. 그뿐만 아니라 요오드가 많이 함유된 식단을 섭취하는 환자의 경우, 방사성 요오드 치료는 적합하지 않다. 고용량의 방사성 요오드를 사용하는 경우 예상할 수 있는 부작용은 갑상선 기능 항진증과 독성이다.

④ 경피 에탄올 주사(PEI)

이 치료법은 외과적 시술과 방사성 요오드 치료가 불가능할 때 사용할 수 있으며, 주사를 통해 알코올 용액인 에탄올을 결절 속으로 주입한다. 이 치료법은 특히 액체가 포함된 결절이 있는 갑상선종을 치료하는 데 안전하고 효과적인 것으로 나타났다.

PEI는 결절이 하나뿐인 갑상선을 치료하는 데 10년 이상 사용되고 있다. 더 많은 통제 연구들이 수행되어야 한다. 발생 가능한 위험 요인들에는 통증, 회귀 후두 신경이 손상될 위험 그리고 갑상선외 섬유증(extrathyroidal fibrosis) 등이 있다.

결과(예후)

증상들이 명백하게 나타나지 않는 다결절성 갑상선종은 시간이 지남에 따라 문제를 일으키지 않을 수도 있지만, 정기적으로 검진을 받아야 한다. 독성 다결절성 갑상선종의 경우, 즉시 치료해야 한다. 독성 다결절성 갑상선종은 60세 이상 노인에게서 더 흔하게 발생하기 때문에, 심혈관 계통의 질환 그리고/또는 골다공증과 같은 다른 만성적 건강 문제들이 치료 결과에 영향을 줄 수 있다.

아급성 갑상선염(Subacute Thyroiditis : SAT)

아급성 갑상선염이란 용어는 갑상선에 발생하는 염증과 관련이 있다. 일반적으로 자기 제한적 염증성 질환으로 간주되며, 보통 치료 없이 진행되는 질환을 의미한다. 이것은 목 부위에 느껴지는 통증, 부기 그리고 불편감의 가장 흔한 원인이다. 바이러스에 의한 아급성 갑상선염이 기원일 수 있다.

SAT를 앓는 환자들은 초기 단계에서 갑상선 기능 항진증(65페이지 참조)의 증상들을, 그리고 후기 단계에서는 갑상선 기능 저하증(38페이지 참조)의 증상들을 경험할 수도 있다. SAT는 대부분의 환자들에게서 2~4개월 동안 지속되며, 일부 환자들에게서는 1년 동안 지속되기도 한다. 아급성 갑상선염의 진행

과정을 봤을 때, 이 질환을 앓는 환자들의 대략 3분의 2에서 갑상선 기능 저하
증이 나타날 수 있다.

아급성 갑상선염으로 불리는 많은 이름들이 있다.

급성 단순 갑상선염
(Acute simple thyroiditis)

드 쿼베인 갑상선염
(De Quervain's thyroiditis)

산발성 또는 아급성 갑상선염
(Diffuse or subacute thyroiditis)

거대 세포 갑상선염
(Giant cell thyroiditis)

육아종 갑상선염
(Granulomatous thyroiditis)

이동성 이행 갑상선염
(Migratory creeping thyroiditis)

비감염성 갑상선염
(Noninfectious thyroiditis)

가성 거대 세포 갑상선염
(Pseudo-giant cell thyroiditis)

가성육아정성 갑상선염
(Pseudogranulomatous thyroiditis)

가성결절 갑상선염
(Pseudotuberculous thyroiditis)

바이러스성 갑상선염
(Viral thyroiditis)

징후와 증상

이 질환을 앓는 환자는 갑상선의 엽이나, 엽의 일부분 혹은 갑상선 전체에서
통증을 경험할 수 있다. 통증은 갑상선에서 턱 밑까지 그리고 갑상선 질환이
있는 쪽의 귀까지 퍼져나갈 수 있다. 통증이 처음부터 갑상선의 두엽(양측)에
서 동시에 발생한 경우가 아니라면, 통증과 압통은 며칠 또는 몇 주 이내에 염
증이 발생한 쪽에서 반대쪽으로 퍼져나갈 것이다. 또한 통증은 흉부 앞쪽으로
퍼져나갈 수 있으며, 갑상선 위에 집중되어 나타날 수도 있다. 환자가 머리를
움직이거나, 음식물을 삼키거나, 혹은 기침을 할 때 증상이 악화될 수 있다.
초기 SAT에 나타날 수 있는 징후와 증상은 다음과 같다.

갑상선 기능 장애의 증거	인후염(목 뒷부분의 염증)
피로	허약
열	

SAT의 초기 단계에 있는 다수의 사람들에게서 갑상선 기능 항진증의 경증부터 중증에 해당하는 증상들을 볼 수 있다. 이 질환을 앓는 환자의 50퍼센트 정도는 신경질, 떨림, 체중 감소, 열불내성(heat intolerance) 그리고 빈맥과 같은 갑상선 중독증의 증상들을 보이며, 이 중 빈맥이 가장 흔하다. SAT를 앓는 사람들의 8~16퍼센트는 SAT가 발병하기 전에 이미 하나의 결절을 가지고 있었던 것으로 나타났다.

원인

또한 아급성 갑상선염은 다음과 같은 바이러스성 감염의 발병과 관련이 있다.

아데노바이러스(Adenovirus)	홍역
고양이 찰상열(Cat-scratch fever)	단핵구증(Mononucleosis)
감기	유행성 이하선염(Mumps)
콕사키 바이러스(Coxsackie virus)	심근염
거대세포 바이러스	파르보 바이러스 B19 감염
(Cytomegalovirus) 감염	(Parvovirus B19 infection)
A형 간염	세인트루이스 뇌염
인플루엔자	(St. Louise encephalitis)

SAT와 SAT-유사 질환들은 다음과 같은 다른 질환들과 관련이 있다.
말라리아, 큐-열병(Q-fever)과 같은 비-바이러스성 감염
거대 세포 동맥염(Giant cell arteritis)

C형 간염에 대한 인터페론-알파 치료 중

면역 억제제, 리튬을 치료에 장기간 사용한 후

동종 골수 이식(allogeneic bone marrow transplant) 후

아급성 갑상선염은 흔하지 않은 질환이지만, 남성보다 40~50세의 여성에게서 더 자주 발병한다. SAT는 온대 지역인 북미, 일본 그리고 유럽에서 더 흔하게 발생한다. SAT를 앓고 있는 환자들은 갑상선 자가 항체검사에서 양성을 보일 수 있으며, 이 항체는 SAT가 해결되면 일반적으로 감소하거나 정상화된다. 일부 연구들에 따르면, 갑상선 항원에 대한 T-세포 매개 면역 그리고/또는 SAT의 발병 기전에 영향을 미칠 수 있는 유전적 연결성이 있는 것으로 나타났다. 아급성 갑상선염은 일반적으로 완치되지만, 수년 후 재발하기도 한다.

진단

위에서 언급한 바이러스성 원인들 중 하나의 바이러스에 최근 감염된 적이 있는 환자가 있을 경우, 담당 의사는 다음과 같은 검사들을 요청할 수 있다.

① 혈액 검사

적혈구침강속도(erythrocyte sedimentation rate : ESR)와 C-반응성 단백질(C-reactive protein : CRP)과 같이 신체에 염증이 있음을 나타내는 염증성 혈액 표식들이 높아질 수 있다. 자유T3, 자유T4뿐만 아니라 TSH의 수치가 높아지며, SAT의 초기에는 간 효소도 다른 혈액 수치들과 함께 상승할 수 있다. 또한 갑상선 자가 면역 항체는 양성일 수 있고, 몇몇의 경우에서 발병 후 몇 주가 지나서 감소할 수 있다. 그리고 SAT가 해결된 후에는 사라질 수 있다. 몇몇 개인들에게서는 SAT가 TSH의 수용체에 대한 항체(TSH receptor antibodies)를 만들 수 있으며, TSH에 대한 항체와 관련된 기능 장애를 유발할

수 있다.

② 영상 진단

영상 진단은 SAT를 진단할 목적으로 시행할 수 있다. 여기에는 초음파, MRI 또는 컬러 도플러 초음파 검사가 포함된다.

③ 소변 검사

소변에서 검출되는 요오드 수치가 높을 수 있다. 배뇨를 통해 요오드의 체외 배출량이 증가하기 때문에, 요오드 저장소가 다시 보충되기까지 1년 이상이 걸릴 수 있다.

치료

일부 환자들의 경우 SAT를 치료할 필요가 없다. 일부 환자들은 아스피린이나 다른 항염증제가 필요할 것이며, 증상이 심각한 환자에게는 스테로이드가 필요할 수 있다. 재발률은 대략 20퍼센트다. 치료받은 몇몇 환자들에게서 갑상선 기능 저하증이 발병할 수 있다.

　질환의 초기에 일부 환자들은 갑상선 기능이 항진될 것이고, 다수의 환자들은 베타 차단제를 이용한 치료를 받아야 한다. 나트륨이포데이트 또한 SAT와 관련된 갑상선 기능 항진증을 치료하는 데 사용되어 왔다. SAT가 자주 재발하긴 하지만 갑상선 기능 항진증을 앓는 경우가 아니라면 대개 갑상선 치료제로 치료한다. 이 치료제는 TSH를 억제하여 갑상선 자극과 염증이 줄어들게 해준다. 항생제는 효과적이지 않은 것으로 나타났다.

　만약 증상들이 수년간 지속되었다면, 갑상선을 제거하기를 제안한다. 일부 환자들은 치료 후 갑상선 기능이 저하될 것이며, 장기간에 걸쳐 갑상선 치료제가 필요할 것이다. 일반적으로 갑상선 기능 저하증은 일시적으로 발생할 수 있기 때문에 평생 동안 갑상선 치료제를 복용할 필요는 없다.

결과(예후)

대부분의 경우 아급성 갑상선염은 약물 치료가 거의 필요 없으나, 경우에 따라 필요할 수도 있을 것이다. 그러나 증상들이 일정 기간 지속된다면, 담당 의사는 갑상선 기능 항진증이나 저하증과 관련된 치료법들을 처방할 것이다.

무증상성 혹은 무통성 갑상선염
(Silent or Painless Thyroiditis)

무증상성 갑상선염은 하나의 자가 면역 프로세스이며, 갑상선염의 증상을 야기한다(65페이지 참조). 이 질환을 앓는 환자들은 갑상선 기능 항진증과 저하증의 증상들을 교대로 겪게 된다. 이 질환은 출산 후 여성에게서 가장 흔하게 볼 수 있다. 출산 후 1년 내에 5~9퍼센트의 여성에게서, 특히 갑상선 자가 항체검사 결과에서 양성 반응을 보이는 여성들에게서 발생한다. 이 갑상선염은 네 단계로 진행된다. 갑상선 중독증, 정상 갑상선 기능(euthyroidism), 갑상선 기능 저하증 그리고 정상 갑상선 기능. 모든 환자가 네 단계의 진행 과정을 겪지는 않는다. 이 질환의 일반적인 과정을 살펴보면 독성 단계는 보통 6개월 미만이다. 이 갑상선염은 보통 경미하게 진행되며, 일반적으로 치료가 필요 없다.
 이 갑상선염의 발병률은 거주하는 곳에 따라 다양하게 나타난다. 일본에서 더 일반적이며 아르헨티나, 유럽 그리고 미국의 동서부 해안에서는 드물게 나타난다. 오대호 지역과 캐나다에서는 더 흔하다. 60세 이하의 여성 그리고 남성도 역시 영향을 받을 수 있다. 무증상성 혹은 무통성 갑상선염에 걸린 환자들과 출산 후에 갑상선염에 걸린 환자들 중 다수는 이 질환에 대한 가족력이 있다. 또한 아미오다론, 리튬, 인터류킨-2, 또는 인터페론처럼 요오드를 함유하고 있는 약물에 노출될 경우 이 갑상선염이 발병할 수도 있다. 무증상성 혹은 무통성 갑상선염은 류머티스성 관절염, 전신성 경화증, 그레이브스병, 일차적 부신 기능 부전 그리고 루푸스와 같은 다른 자가 면역 질환들과 관련이 있을 수 있다.

위험 요소

다음은 이 갑상선염에 더 쉽게 걸릴 수 있는 위험 요소들이다.

① 출산
임산부 그리고/또는 출산 후 여성의 체내에서는 호르몬 변화가 일어나기 때문에, 이 질환이 나타날 수 있다.

② 유전학
유전은 이러한 유형의 갑상선염에 걸리기 쉬운 개인적 소향에 중요한 역할을 하는 것으로 보인다. 한 여자가 출산 후 이 갑상선염에 걸리게 되면, 환자의 딸 또한 출산 후 갑상선염에 걸릴 수 있다. 그러나 이 갑상선염이 발병하기 위해서는 아래에 열거된 것처럼 하나 이상의 발병 유발자들이 필요할 수 있다.

③ 성별
남성보다 여성에게서 무증상성 갑상선염이 발생할 위험이 더 크다.

징후와 증상

이 갑상선염의 증상은 갑상선 중독증에서 볼 수 있는 증상과 같다(자세한 내용은 65페이지 참조).

진단

출산 후 여성, 자가 면역 질환이 있는 환자 혹은 요오드가 들어 있는 치료제나 요오드에 노출된 환자의 경우, 담당 의사는 다음과 같은 검사들을 실시할 수 있다.

① 혈액 검사
적혈구침강속도, C-반응성 단백질 등과 같이 체내에 염증이 있음을 보여주는 염증성 혈액 표식들이 높아질 수 있다. TSH, 자유T3, 자유T4, 역T3 그리고 갑상선의 자가 면역 항체 수치들이 갑상선의 상태를 결정할 것이다.

② 영상 검사
무증상성 갑상선염의 진단을 돕기 위해 영상 검사를 시행할 수 있다. 여기에는 초음파, MRI 또는 컬러 도플러 초음파 검사가 포함된다.

치료

치료의 정도는 갑상선염의 심각성에 따라 결정된다.

① 항갑상선 치료제
항갑상선 치료제들은 갑상선이 호르몬을 적게 생산하도록 유도한다. 이 치료제들은 방사성 요오드 치료보다 빠르게 작용한다. 그뿐만 아니라 방사성 요오드 치료 또는 외과적 시술을 하기 전에, 신진대사를 정상으로 복원하기 위해서 이 치료를 선택할 수도 있다.

베타 차단제(B-아드레날린 길항제 약물)　베타 차단제들은 원래 아드레날린이라 부르는 에피네프린의 효과를 차단하여 혈압을 낮추기 위해 개발된 치료제다. 이 치료제는 막힌 혈관을 개방할 뿐만 아니라 분당 심장 박동수를 서서히 줄여 혈압을 낮춘다. 결과적으로 베타 차단제는 빠른 맥박, 두근거림, 떨림 그리고 불안을 감소시킨다. 베타 차단제는 효과가 빠르기 때문에 갑상선 중독증의 초기 치료에 적합하다. 이 치료제는 갑상선의 기능, 분비 또는 호르몬 합성에 영향을 미치지 않는다.

티온아마이드　티온아마이드는 이미 만들어진 갑상선 호르몬의 방출을 차단하지 않는다. 이미 저장된 갑상선 호르몬이나 요오드가 고갈되고 증상들이 완전히 완화되어 갑상선의 기능이 정상화되는 데는 결과적으로 1~6주의 시간이 소요된다. 갑상선 호르몬이 많이 축적되어 있는 크기가 큰 갑상선종들은 티온아마이드에 대한 반응이 느릴 수도 있다. 이 약은 제한된 역할을 할 수 있다.

② 방사성 요오드 치료

앞에서 설명한 바와 같이, 활발한 기능을 유지하기 위해서 갑상선은 매일 요오드를 흡수해야 한다. 이 치료법에서 환자는 방사성 형태의 요오드를 경구로 복용한다. 반응성 요오드는 흡수되기 때문에, 과다하게 활동하는 갑상선 세포들을 파괴하는 데는 저 용량의 방사선으로 충분하며, 갑상선은 수축하고 호르몬 생산은 줄어든다. 방사성 요오드 치료는 몇 주에 걸쳐 진행되며, 치료를 통해 갑상선의 호르몬 생산이 감소되면 그레이브스병의 증상들도 완화된다.

　불행하게도 안구 근육에서 자극을 느끼는 환자의 경우, 결과는 더 복잡하다. 안구 근육에 경미한 염증을 가진 환자들의 경우, 이 치료법의 효과는 경미하고 일시적일 수 있다. 안구병증이 중증 이상으로 심각할 경우에는 이 치료법을 권장하지 않는다. 마찬가지로 임신 중이거나 수유 중인 여성에게도 권장하지 않는다.

이 치료법은 갑상선 세포들을 파괴하기 때문에, 치료 후 갑상선 호르몬의 생산량에 영향을 미칠 것이다. 그러므로 갑상선 호르몬의 수치를 정기적으로 점검해야 하며, 갑상선 호르몬의 양이 줄어들 경우 갑상선 호르몬 치료제가 보상적으로 필요할 것이다.

③ 스테로이드

아급성 갑상선염과 갑상선 폭풍처럼 증상이 더 심한 경우, 스테로이드를 단기간 사용한다.

결과(예후)

무증상성 갑상선염의 대략 절반 정도는 1년 이내에 스스로 없어질 수 있다. 그러나 나머지의 경우 갑상선 기능 저하증으로 이어질 수 있으며, 수년 후에 갑상선 기능 저하 증상들이 나타날 수도 있다. 갑상선 기능 저하증이 영구적으로 나타날 수 있으며, 이 경우에는 균형 있는 호르몬 시스템을 유지하기 위해서 일정량의 갑상선 호르몬을 매일 복용해야 할 수도 있다.

요오드에 의한 갑상선 중독증
(Iodine-Induced Thyrotoxicosis : IIT)

요오드-바제도(Jod-Basedow) 현상으로 알려져 있는 갑상선 중독증(IIT)은 요오드에 의해 발생하는 것으로, 체내로 들어오는 요오드의 양이 증가하거나 과다할 경우에 발생한다. 갑상선에 이미 기능 장애가 있는 경우, 상대적으로 소량의 요오드 섭취 증가로도 IIT 현상이 발생할 수 있다. 만약 이러한 상황이 발생하게 되면 요오드에 의한 갑상선 기능 저하증(38 페이지 참조) 혹은 갑상선 중독증(65 페이지 참조)으로 이어질 수 있으며, 이 상태는 일시적일 수도 있고 영구적으로 지속될 수도 있다.

또한 자가 유도에 의해 발생하는 갑상선 기능 항진증을 앓는 환자들이 있다. 이러한 질환은 인위적인 갑상선 기능 항진증(factitious hyperthyroidism)으로 알려져 있다. 이 갑상선 질환은 생각보다 더 흔하게 발생한다. 이에 대한 자세한 내용은 131페이지에서 환자에 의한 갑상선 기능 항진증을 설명한 Box를 보라.

위험 요인

다음은 요오드에 의한 갑상선 질환에 더 쉽게 걸리게 하는 위험 요인들이다.

① 유전학
유전은 갑상선 질환에 걸리기 쉬운 유전적 소인이 있는 개인의 위험 요인이다.

② 감지되지 않은 갑상선 질환을 앓는 환자
갑상선 질환이 기본적으로 있으나, 아직 이를 인식하지 못하는 사람들이다.

③ 갑상선 기능 항진증 혹은 저하증 치료를 받고 있거나 받은 적이 있는 환자
이러한 환자들은 대개 갑상선 호르몬의 균형을 유지하기 위해서 요오드 보충제나 항갑상선 치료제를 처방받고 있으며, 여기서 추가된 요오드는 IIT의 원인이 될 수 있다. 예를 들어 이전에 그레이브스병, 무독성 확산성 갑상선종 혹은 자율성 갑상선 기능이 있는 다결절성 갑상선종을 항갑상선 치료제로 치료하여, 갑상선이 정상적으로 기능하게 된 환자들에게는 요오드에 의한 갑상선 기능 항진증이 더 발병하기 쉽다.

④ 지리학

요오드 소비가 극히 낮거나 높은 지역에 살고 있으면서 갑상선 질환을 앓는 사람들은 IIT에 걸리기 쉬울 것이다.

원인

일반적으로 이 질환은 아직 감지되지 않았거나 이미 치료 중인 기존의 갑상선 기능 이상 때문에 발생하게 된다. 요오드에 의한 갑상선 중독증은 과도한 양의 요오드가 체내로 들어오기 때문에 발생한다. 일부 환자들에게는 과도한 양의 요오드로만으로도 충분히 증상이 나타날 수 있는 반면, 다른 일부 환자들에게는 증상이 나타나기 위해 더 많은 양의 요오드가 필요할 수도 있다.

① 항갑상선 치료제

인터페론-알파, 리튬 그리고 아미오다론과 같은 치료제들은 갑상선의 호르몬 생산을 방해하거나, 갑상선 세포를 파괴하거나, 혹은 두 가지 모두를 하도록 개발되었다. 이 치료제들은 요오드화 농축물을 함유하고 있기 때문에 갑상선 기능 저하증이나 항진증을 유발할 수 있다. 그러므로 치료제로 말미암아 IIT에 걸릴 위험이 높을 수 있다.

② 방사성 요오드 염료

갑상선의 상태를 관찰하기 위해 방사성 요오드 염료를 이용한 스캔 검사를 받는 환자들에게 IIT가 발병할 수 있다.

③ 처방전 없이 그리고 처방전으로 구입할 수 있는 요오드가 첨가된 의약품들

전립선암을 치료할 때 사용되는 요오드 염화수소 퀴놀린과 같은 치료제들에는 요오드가 들어 있기 때문에 IIT를 유발할 수 있다. 복용하고 있는 다른 치

료제들의 성분에 대해 항상 담당 의사 또는 약사에게 문의해야 한다.

④ 방부제와 소독제
병원과 의료 지역에서 사용되는 많은 소독제에는 요오드가 첨가되어 있다. 알코올에 혼합하여 치료제로 쓰는 요오드 팅크제는 일반적으로 창상이나 찰과상에 사용되며, 박테리아를 죽인다.

⑤ 식단
조개류, 마른 해조류, 건조된 식용해초, 대구(어류), 요오드화된 소금 그리고 저염성 바다소금에 이르기까지, 많은 식품들은 요오드를 포함하고 있으며 IIT를 유발하는 것으로 나타났다.

징후와 증상

IIT가 발병하면 갑상선 기능 저하증이나 갑상선 중독증과 관련된 여러 가지 흔한 문제들이 발생할 수 있다(자세한 내용은 38, 65페이지 참조.).

진단

요오드에 의한 갑상선 중독증의 유무를 판단하는 데 사용할 수 있는 여러 검사들이 있다.

① 신체검사
위에 열거된 IIT를 유발할 수 있는 원인들을 확인하면서, 환자의 병력을 근거로 초기 임상 진단을 내릴 수 있다. IIT가 의심되는 경우, 요오드가 함유된 물질을 섭취하게 하는 검사는 피해야 한다.

또한 혈압, 체온 및 심장 박동을 검사하는 표준검사를 통해 갑상선 관련 여부를 확인할 수 있다.

② 혈액 검사

적혈구침강속도, C−반응성 단백질과 같은 염증성 혈액 표식들의 수치가 상승할 수 있다. TSH, 자유T3, 자유T4, 역T3 그리고 갑상선 자가 면역 항체 수치들로 갑상선의 상태를 결정할 수 있다.

치료

치료는 원인과 증상의 정도에 따라 달라질 수 있다. 근본 원인을 제거하거나 약물요법을 사용할 수 있으며, 혹은 두 가지를 병용할 수 있다.

① 근본 원인 제거

특정한 음식이나 살균제처럼 원인을 확인할 수 있는 경우, 이러한 원인들을 피함으로써 증상들을 감소시키거나 제거할 수 있다. 만약 증상의 원인이 약물인 경우, 약물 사용을 중단할지에 대해 담당 의사와 상의하라. 경우에 따라 심각하거나 생명을 위협하는 반응이 나타날 수 있다.

② 약물 치료

갑상선 기능 저하증이 있는 경우, IIT와 관련된 갑상선 질환의 특성에 근거해 갑상선 호르몬 대체제가 일반적으로 처방된다. 환자가 사용한 아미오다론에 의해 IIT가 야기되었거나, 갑상선이 과다하게 활성화된 경우 IIT의 유형을 파악해야 한다. IIT가 유형 I로 확인되면 메티마졸과 과염소산칼륨으로, 유형 II로 확인되면 프레드니손으로 치료한다.

결과(예후)

치료가 조기에 이루어진다면 요오드에 의한 갑상선 중독증은 대개 일시적으로 나타날 것이며, 갑상선 기능은 2~3주 내에 회복될 것이다. IIT는 체내 갑상선 호르몬 양에 따라 신체에 적절한 양의 요오드를 회복하기 때문에, IIT가 통제되거나 제거될 때까지 정기적으로 검진을 받아야 한다. 체내 갑상선 호르몬의 양이 적절하지 않으면 생명을 위협하는 치명적이고 심각한 문제들이 발생할 수 있다.

환자에 의해 유발되는 갑상선 기능 항진증

대부분의 경우, 과다하게 활동하는 갑상선 때문에 갑상선의 호르몬 수치가 정상보다 높아지지만, 항상 그렇지는 않다. 때때로 환자가 갑상선 호르몬 치료제를 너무 많이 복용해서 문제가 발생하기도 한다. 이런 상황은 인위적인 갑상선 기능 항진증(Factitious Hyperthyroidism)으로 알려져 있다.

어떤 다른 이유들 때문에 환자들은 처방전에 쓰인 용량보다 높은 용량의 갑상선 호르몬을 복용한다. 환자들은 특정한 어떤 경우에, 즉 체중을 줄이기 위해서, 생리불순을 조절하기 위해서, 우울증을 치료하기 위해서 혹은 불임을 치료하기 위해서 여분의 약을 사용하기도 한다. 또 다른 경우, 환자들은 예를 들어 뮌하우젠 증후군(Munchausen Syndrome)과 같은 정신 질환을 가지고 있다. 이 증후군은 환자 스스로가 증상을 유발했음에도 장애가 있는 것으로 보이기를 원하는 정신 질환이다.

인위적인 갑상선 기능 항진증을 진단할 때, 실험실에서 이루어진 검사 결과와 담당 의사의 진찰 소견들이 모순되는 경우를 고려해야 한다. 예를 들어, 환자의 실험실 검사 결과에서 갑상선호르몬의 수치들이 높게 나타날 수 있지만, 안구 돌출증이나 갑상선종 등과 같은 그레이브스병(가장 일반적인 형태의 갑상선 기능 항진증)의 전형적인 증상들은 보이지 않는다.

갑상선 호르몬 치료제의 복용량을 적당량까지 낮추면, 대개 인위적인 갑상선 기능 항진증의 증상들은 사라진다. 만약 갑상선 호르몬 치료제를 과도하게 복용하는 원인이 환자가 가진 정신과적 질환 때문이라면, 문제를 해결하기 위해서 환자는 정신 건강 치료가 필요할 것이다. 원인과 상관없이, 인위적인 갑상선 기능 항진증이 장기간에 걸쳐 오랫동안 지속되면, 신체에 심각한 타격을 줄 수 있다. 그러므로 갑상선의 호르몬 수치들이 안전한 범위로 회복되었는지 확인하기 위해서, 환자는 2~4주마다 검사를 받아야 한다.

급성 감염성 갑상선염(Acute Infectious Thyroiditis)

갑상선에 다량으로 저장되어 있는 요오드는 천연 살균제이기 때문에 일반적으로 감염에 대한 내성이 있다. 그러나 갑상선은 기존의 몇 가지 조건들로 인해, 즉 박테리아, 마이코박테리아, 곰팡이, 원생동물 또는 편평균 등에 인해 감염될 수 있다. 이러한 감염이 일어날 경우, 이를 급성 감염성 갑상선염이라고 한다. 또한 만성 감염성 갑상선염(chronic infectious thyroiditis), 급성 화농성(acute supprative thyroiditis : AST), 비화농성(nonsupprative) 또는 패혈증성(septic) 갑상선염 등과 같이 부를 수도 있다. 이러한 유형들의 감염은 일반적으로 드물다.

위험 요소

다음은 이 질환에 더 쉽게 걸리게 하는 위험 요소들이다.

① **조롱박오목 이상**(Abnormalities of the Piriform Sinus)
이 질환은 성대 바로 옆에 조롱박 모양으로 형성된 오목한 공간(조롱박오목, piriform sinus)의 아랫부분 혹은 이 공간과 연결된 누공(fistula)이 감염되면서 일어나며, 이 영역을 통한 감염은 갑상선을 포함한 경부의 하부까지 확산된다.

② **낮은 면역 상태**
면역 기능이 저하된 사람들은 다양한 감염들과 싸울 수 없을 것이다. 연쇄상 구균 또는 연쇄상 구균 박테리아 등과 같은 병원체 때문에 감염이 발생할 경우, 경부를 기점으로 하여 갑상선에 농양을 유발할 수 있다.

징후와 증상

다음은 환자가 급성 감염성 갑상선염을 앓을 때 경험할 수 있는 증상들이다.

발열 및 오한

영향을 받는 갑상선 엽이나 갑상선 전체의 국소 통증 및 압통

통증을 동반한 연하 및 연하 곤란

인두와 귀에서 느껴지는 통증이 너무 두드러지기 때문에, 환자는 통증이 갑상선에서 나타난다는 것을 인지하지 못한다.

진단

급성 감염성 갑상선염이 의심되는 경우, 담당 의사는 여러 가지 검사를 할 것이다.

① 신체검사

혈압, 체온 그리고 심장 박동을 확인하기 위한 표준검사를 실시하여, 혹시 있을지 모르는 갑상선 관련 여부를 결정할 수 있다.

② 혈액 검사

적혈구 침강속도 그리고 C-반응성 단백질 등과 같은 염증을 나타내는 혈액 표식들의 수치가 상승할 수 있다. TSH, 자유T3, 자유T4, rT3 그리고 갑상선 자가면역 항체의 수치들은 갑상선의 상태를 결정할 것이다. 그 밖의 다른 전문화된 연구들과 함께, 감염을 찾기 위해 다른 다양한 혈액 검사들을 수행할 수 있다.

③ 미세침흡인술

미세침흡인술은 다음과 같이 시행된다. 결절이 있는 부위의 피부를 마취시키

고, 얇은 바늘을 결절에 삽입하여 조직검사를 위한 세포들을 확보한다. 이 표본들은 실험실로 보내지며, 병리학자는 표본들을 현미경으로 검사하고, 염증의 정확한 원인을 결정한다. 병리학자는 결과에 대한 보고서를 작성하고 담당 의사에게 보낸다.

치료

발견된 감염의 유형에 근거하여, 치료는 항상 항생제 또는 항진균제가 포함되며, 심지어 배액술도 포함될 수 있다.

결과(예후)

적절한 치료가 이루어질 경우, 이 질환은 대개 완치된다.

갑상선 기능 항진증과 임신(임신성 일과성 갑상선 중독증, Gestational Transient Thyrotoxicosis)

인간 융모성 생식선 자극호르몬(human chorionic gonadotropin : hCG)은 임신한 여성의 체내에서 만들어지는 호르몬으로서, 체내에 있는 TSH와 유사한 활동성을 가지고 있다. 부분적으로, 임산부는 임신 첫 3개월 동안 hCG에 의해 임신 입덧을 하게 된다. 정상적인 임산부의 10~20퍼센트에게서 hCG에 의한 갑상선 기능 항진증이 발병하지만 증상은 감지되지 않은 채 지나간다(무증상). 여러 번의 출산 경험이 있는 여성의 경우, hCG의 수치는 심지어 더 높다.

임산부의 대략 5퍼센트가 임신 초기에 체중 감소를 동반한 구역질과 구토를 경험한다. 이것을 임신 과다 구토증(hyperemesis gravidarum syndrom)이라 부르며, 이는 hCG의 수치가 높기 때문에 발생한다. 게다가 임신성 일과성 갑상선 중독증(gestational transient thyrotoxicosis)은 유전자 돌연변이 때문에 발생할 수 있으며, 이로 인해 신체는 hCG에 과민하게 반응하게 된다.

또한 갑상선 중독증은 기태임신(molar pregnancy)과 영양모세포 질환(trophoblastic disease)으로 인해 발병할 수 있다. 연구에 따르면, 갑상선 기능 항진증을 동반한 포상기태임신에서 포상기태(hydatidiform mole)가 제거되면, 상태가 해결되는 것으로 나타났다.

위험 요인

다음은 이 질병에 더 취약할 수 있는 위험 요인들이다.

① 임신
여성이 임신을 하면, 체내에는 얼마간의 호르몬 변화들이 일어나게 된다. hCG뿐만 아니라 에스트로겐과 프로게스테론의 수치들이 빠르게 증가한다.

② 유전학
유전학은 갑상선 질환에 걸리기 쉬운 유전적 소인을 가진 임산부에게 위험 요인이 된다.

③ 기존의 갑상선 질환
임신 이전에 이미 잠재적으로 발병했을 수도 있는 갑상선의 자가 면역 질환, 그레이브스병 등과 같은 다수의 갑상선 질환들이 있을 수 있다.

징후와 증상

임신 중에 hCG와 관련된 일부 증상들이 발생하는 것은 흔한 일이지만, 이러

136 | 갑상선 질환에 대해 당신이 알아야 할 것과 해야 할 것

한 증상들이 격하게 심해지면, 담당 의사와 상담하고 갑상선 호르몬의 수치들을 확인해야 한다. 갑상선 기능 항진증 증상의 전체 목록은 65페이지를 참조하라.

- 설사
- 갑상선 비대
- 과도한 발한
- 빠른 심장 박동(빈맥)
- 기분 변화

- 구역질
- 수면장애
- 구토
- 체중 감소 혹은 너무 느린 체중 증가

진단

갑상선 기능 항진증이 의심되면, 담당 의사는 여러 가지 검사를 할 것이다.

① 신체검사

혈압, 체온 그리고 심장 박동을 확인하기 위한 표준검사를 실시하여, 혹시 있을지 모르는 갑상선의 관련 여부를 알아낼 수 있다.

② 혈액 검사

혈액 검사 결과는 일반적으로 T3와 자유T4의 수치 증가 및 TSH의 수치 감소를 기반으로, 갑상선 기능 항진증의 잠재적인 발병 가능성을 결정한다.

③ 소변 검사

소변에서 검출되는 갑상선 호르몬의 수치들을 분석하는 것은 갑상선의 상태를 나타내는 혈액 검사에 부가적으로 사용될 수 있다.

치료

hCG의 수치가 적당할 경우, 대개 치료는 필요 없다. 일반적으로, 출산 후 자체적으로 문제가 해결되기 때문에, 이런 질환의 유형을 '자가 치유'라고 한다. 증상들이 더 심한 경우, 치료가 중요하지만 아기의 안전을 위해서 제한될 수도 있다. 다음과 같은 치료법들이 있다.

항갑상선 치료제   세 종류의 티온아마이드 치료제들 중 프로필티오우라질(PTU)은 임신 첫 3개월 동안에 사용할 것을 권장한다. 이 치료제들은 부작용이 적으며, TSH의 생산을 막는 데 사용된다.

베타 차단제   이 치료제들은 산모의 심장 박동을 느리게 하고, 떨림을 줄이기 위해 사용된다.

결과(예후)

'입덧'은 대부분의 임산부들이 겪게 되는 의례적인 일들 중의 하나다. 임신 후기에는 상태가 좋아지기 때문에, 이러한 증상의 근본 원인에는 거의 관심이 없다. 그러나 일부 여성들의 경우, 이러한 증상들이 훨씬 더 심각해질 수 있기 때문에, 적어도 담당 의사를 찾아가 진료 혹은 치료를 받아야 한다. 치료하지 않을 경우, 갑상선 기능 항진증은 산모뿐만 아니라 태어날 아이에게도 심각한 결과를 초래할 수 있다.

결론

이 장에서 논의된 갑상선과 관련된 질환들의 대부분은 상대적으로 드문 경우들이지만, 이러한 질환들 중의 하나를 앓고 있는 사람들에게 있어서 드물다는 것은 거의 의미가 없다. 문제를 확인하고, 문제가 무엇인지를 이해하고, 진단이나 치료를 위한 선택이 무엇인지를 아는 것은 중요하다. 자신을 스스로를 위한 보호자로 여기고, 행동하고, 담당 의사에게 질문하는 것을 두려워하지 마라. 다음 장들에서 볼 수 있듯이, 갑상선은 삶의 전반에 걸쳐 건강한 정신적·육체적 조화를 추구하고 행복한 삶을 영위하는 것과 많은 관련이 있다.

6
갑상선 호르몬과
당신의 기억

갑상선 호르몬이 신체의 전반적인 신진대사에 얼마나 중요한 지를 살펴봤음에도, 뇌 기능을 적절하게 유지하는 데 이들이 얼마나 중요한 역할을 하는지 당신은 미처 인식하지 못하고 있다. 사고 과정의 중심을 이루는 신경계, 감각 능력 그리고 이러한 복잡한 기관에서 일어나는 어떤 화학적 불균형들은 우리의 일상생활에 상당한 영향을 미칠 수 있다. 당신도 알 수 있듯이, 갑상선이 호르몬을 부적절하게 생산하게 되면, 직접적으로 뇌 기능에, 특히 기억하고 집중하는 능력에 영향을 미치게 된다.

신체의 모든 세포와 기관을 조절하는 갑상선 호르몬은 뇌에 필수적이고, 기억을 형성·보존하는 능력을 포함한 많은 활동들을 수행하기 위해서 갑상선 호르몬이 최적으로 기능해야 한다는 것은 놀라운 일이 아니다. 연구에 따르면, 갑상선 질환들은 — 심지어 명확한 증상들이 감지되지 않은 무증상성 갑상선 질환의 경우에서도 마찬가지로 — 많은 면에서 뇌에 영향을 미칠 수 있는 것으로 나타났다.

우선 이 장에서는 갑상선 호르몬의 불균형이 기억뿐만 아니라 집중력, 문제 해결 능력 그리고 정보 취득을 포함한 일련의 정신적(인지) 과정들에 어떤 영향을 미치는지에 대해 탐구한다. 다음으로 갑상선 기능 장애의 여러 특정 형태들에 대해 알아보고, 이들이 뇌에 어떤 영향을 미치는지, 그리고 이들을 치료하는 데는 어떤 방법들이 있는지에 대해 살펴본다.

인지 기능과 기억에 영향을 미치는 갑상선 질환들에 대한 개요

동물과 인간 모두를 대상으로 한 연구들에서는 갑상선 호르몬이 너무 많거나 적게 생산되면서 발생하는 문제들은 뇌 기능에 여러 가지 방법으로 영향을 미칠 수 있다는 많은 증거들을 제공했다. 갑상선 호르몬 때문에 발생하는 문제들은 뇌가 메시지를 전송할 수 있도록 하는 신경세포(뉴런, neuron)들의 성장을 저해할 수 있고, 메시지 전송에 필수적인 화학 물질들에 영향을 미칠 수 있다. 마찬가지로 갑상선 호르몬은 기억에 직접적으로 영향을 미치는 에스트로겐, 프로게스테론, 테스토스테론, DHEA, 코티솔 그리고 인슐린과 같은 호르몬에 영향을 준다. 그뿐만 아니라 갑상선 호르몬은 기억을 책임지고 있는 뇌의 일부분에 직접적으로 영향을 미칠 수 있다.

  갑상선 호르몬이 충분하게 만들어지지 못해서 발생하는 갑상선 기능 저하증(2장 참조)은 신경조직발생, 즉 신경세포들의 발달과 성장을 저해하는 것으로 밝혀졌다. 신경세포들은 인간의 뇌 내부에서 메시지들을 전달할 수 있는 특수화된 세포들이기 때문에, 신경 조직 발생에 문제가 생기면, 인지 기능의 감소로 이어질 수 있다. 일반적으로, 갑상선 호르몬은 뇌에서 그 기능이 활동적일 뿐만 아니라 이러한 중요한 활동들을 수행하는 데 도움이 되는 수용체를 가지고 있다. 갑상선 호르몬 T3는 2개(알파, 베타)의 수용체를 가지고 있으며, 이들은 집중과 기억에 있어서 가장 중요한 수용체들이다. 그러므로 충분한 수치의 T3를 갖는 것은 중요하다.

  해마(hippocampus)라고 불리는 뇌의 일부분은 기억을 형성 · 저장하고 처리하는 데 관여한다. 당신이 추측할 수 있듯이, 어떤 질환은 이 중요한 뇌구조에 나쁜 영향을 미치고, 인지 능력들을 손상시키기도 한다. 해마는 2개의 영역들로 구성되어 있으며, 하나는 뇌의 좌측에, 다른 하나는 우측에 있다. 이 영역은 단기 및 장기 기억을 저장하는 데 중요한 역할을 할 뿐만 아니라 신체에 공간을 탐색할 수 있는 감각을 부여한다. 알츠하이머 질환에서 해마는 뇌 내부에서 손상되는 첫 번째 영역 중 하나이며, 결과적으로 기억 상실이나 지남력 장애(disorientation)가 발생하게 된다. 성년의 나이에 발병하는 갑상선 기능 저하증이 해마의 신경 조직 발생(해마 내부에서 일어나는 신경세포들의 발생기전)을 방해할 경우, 학습뿐만 아니라 기억에도 영향을 미치게 된다. 동물을 대상으로 한 연구들에 따르면, 이러한 기억 장애는 신호 전달을 지원하는 신경세포들과 기억을 형성할 수 있는 신경세포들의 연결을 강화시키는 장기 강화(long-term potentiation : LTP)의 손상과 관련이 있을 수 있는 것으로 나타났다. 다행히도 T4, 즉 갑상선 호르몬들 중의 하나인 티록신을 대체하면, LTP를 회복시켜 학습과 기억을 향상시킬 수 있는 것으로 밝혀졌다.

일련의 연구들은 인지 기능에 대한 T4의 중요성을 강조했다. 동물을 대상으로 한 연구에 따르면, 동물에게 T4 대체재를 공급했을 때, 공간 작업 수행을 위한 동물들의 학습 능력이 강화된 것으로 나타났다. 동물들에게서 나타난 이러한 학습 능력 개선은 콜린성 신경계 시스템(cholinergic system)의 향상과 관련이 있는 것으로 믿어지며, 이 시스템은 학습 과정을 관리하는 데 도움을 준다. 연구에 따르면, T4와 T3의 생산을 조절하는 TSH의 수치는 주의력의 정도와 관련된 것으로 나타났다. TSH의 수치가 낮으면, 혈관성 치매를 예측할 수 있는 것으로 나타났으며, 이 혈관성 치매는 뇌로 가는 혈액 공급 장애 때문에 발생하는 치매의 한 형태다.

T4는 인지 기능과 관련된 유일한 갑상선 호르몬이 아니다. T3의 수치가 낮거나 높으면, 심각한 인지 문제가 일어나는 것으로 밝혀졌다. 예를 들어, 그레이브스 갑상선 기능 항진증에 걸린 환자들의 경우, T3의 수치가 증가하며, 기억력, 주의력 그리고 복잡한 문제를 해결하는 능력에 장애를 겪는 경향이 있다(그레이브스병과 인지에 대한 자세한 내용은 이 장의 147페이지 참조). T3의 최적 수치는 집중력과 기억에 중요한 역할을 한다.

또한 갑상선 기능은 하나의 신경세포에서 다른 신경세포로 신호를 전송하는 화학 물질인 신경 전달 물질(neurotransmitters)의 기능에 영향을 미칠 뿐만 아니라 신경세포의 기능을 자극하는 화학 물질인 신경 조절 물질(neuromodulators)의 기능을 향상시키는 것으로 밝혀졌다. 연구가 계속됨에 따라, 갑상선 호르몬이 기억과 다른 인지 능력들에 영향을 미치는 여러 가지 방법에 대해 더 많이 알게 될 것이다. 현재까지 발표된 연구들에 따르면, 갑상선 호르몬의 최적 수치는 정상적인 뇌 기능을 위해서 필수적인 것으로 나타났다.

뇌 기능에 영향을 미치는 갑상선 기능 장애의 유형들

인지 기능에 영향을 미칠 수 있는 갑상선 기능 장애에는 일반적으로 네 가지 유형, 즉 증상이 나타나는 현성 갑상선 기능 저하증, 증상이 나타나지 않은 무증상성 갑상선 기능 저하증, 현성 갑상선 기능 항진증 그리고 무증상성 갑상선 기능 항진증 등이 있다. 이 장의 나머지 부분에서는 이러한 질환뿐만 아니라 집중력과 기억에 대한 이들의 관계를 검토한다. 마지막으로, 인지 기능에 중대한 영향을 미칠 수 있는 하시모토 뇌병증이라 불리는 드문 형태의 갑상선 기능 장애에 대해 살펴본다.

현성 갑상선 기능 저하증(Overt Hypothyroidism)

현성 갑상선 기능 저하증은 혈액 검사를 통해 측정할 수 있는 활동성이 낮은 상태의 갑상선 기능을 의미하며, 스스로 명백한 증상들을 보여주는 갑상선 기능 저하증이다. 이 질환은 갑상선의 활동성이 낮고, 갑상선의 호르몬 생산이 충분하지 않을 경우 발생한다.

① 실험실 결과

현성 갑상선 기능 장애가 있는 사람들의 혈액 검사 결과를 살펴보면, TSH의 수치가 증가하고, T4의 수치가 낮고/낮거나, T3의 수치가 낮다(갑상선 기능 저하증에 대한 자세한 내용은 2장을 참조).

② 효과

현성 갑상선 기능 저하증에 걸리게 되면, 인지 능력은 경증에서 중증에 이르기까지 광범위하게 감소한다. 갑상선 기능 저하증은 뇌의 여러 가지 기능을 감소시킬 수 있으며 일반 지능, 일반 기억, 주의력과 집중력, 지각 기능, 언어 능력, 정신 운동기능(뇌 기능과 육체적 운동 사이의 관계), 실행 기능(뇌가 정보를 체계화하고, 처리할 수 있는 정신적 기능) 그리고 언어 기억(단어의 기억과 언어의 다른 측면) 등이 여기에 포함된다.

③ 시험 결과

현성 갑상선 기능 저하증에 걸린 사람들을 대상으로 실행된 영상 연구들에 따르면, 이 질환을 앓는 환자들의 뇌 기능이 변경된 것으로 나타났으며, 이를 위한 많은 물리적 증거를 제공했다. 현성 갑상선 기능 저하증의 징후들은 혈류 감소, 주의력과 집중력을 관할하는 영역을 포함한 뇌의 전반적인 기능 감소, 환자의 시야에 있는 물체들의 공간 관계를 지각하는 능력의 감소, 작업 기억(학습, 추론, 이해하는 데 필요한 정보를 저장하고 관리하는 데 사용되는 시스템)의 감소 그리고 신체가 움직일 때 발생하는 운동 속도의 감소 등을 포함하는 것으로 나타났다.

④ 치료

다행스럽게도 T4를 이용한 대체치료가 대부분의 환자들에게 도움이 된다는 것이 연구를 통해 밝혀졌다. 예를 들어, 기능성 MRI를 이용한 영상 연구 결과에 따르면, 갑상선 기능 저하증을 가지고 있으면서 동시에 작업 기억이 감소된 환자들은 레보티록신(합성된 형태의 T4 호르몬)을 6개월 동안 복용한 후, 기억력의 개선을 경험한 것으로 나타났다. 만약 이러한 환자들을 T4와 T3를 함께 사용하여 치료했었다면, 더 많은 환자들이 부수적으로 개선되었을 수도 있다. 그러므로 더 많은 연구들이 필요하다.

만약 당신이 기억력이나 인지 기능과 관련된 다른 문제들을 경험하고 있다면, 현성 갑상선 기능 저하증이 근본 원인이 될 수 있다는 가능성을 고려해야 한다. 갑상선 기능 저하증에 대한 자세한 내용을 보려면 갑상선 대체 치료법뿐만 아니라 해독, 보충제, 운동 그리고 식단을 포함하여, 이 질환의 증상, 진단 방법 그리고 가능한 치료법을 설명해 놓은 2장을 보라.

무증상성 갑상선 기능 저하증(Subclinical Hypothyroidism)

무증상성 갑상선 기능 저하증은 갑상선에 문제가 있음을 암시하는 명백한 증상이 나타나지 않는 가벼운 증상의 갑상선 기능 저하증(활동성이 낮은 갑상선 기능)이다.

① 실험실 결과
실험실 검사에서 오직 하나의 비정상적인 호르몬 수치가 나타난다. TSH의 수치가 정상 범위의 상한선에 있거나 그보다 증가한다. T3와 T4의 수치는 일반적으로 정상 범위 내에 있다. 무증상성 갑상선 기능 저하증이 증상을 나타내는 현성 갑상선 기능 저하증으로 진행하는 것과 관련된 강력한 증거가 있다.

② 효과
감지하기 힘든 정도의 미묘한 인지 장애가 있는 환자들을 평가하기 위해 고안된 소규모의 연구들에 따르면, 무증상성 갑상선 기능 저하증을 가진 환자들의 경우, 인지 기능에 가벼운 변화가 일어날 수 있는 것으로 나타났으며, 가장 흔하게 영향 받는 뇌 기능은 기억력과 실행 기능인 것으로 나타났다. 한 연구에 따르면, 무증상성 갑상선 기능 저하증을 가진 환자들은 작업 기억에 장애가 있는 것으로 나타났는데, 이는 환자들이 학습, 추론, 이해하는 데 필요한 정보를 저장, 사용하는 데 문제를 가지고 있음을 의미한다.

③ 검사 결과 및 치료

기능적 MRI를 이용한 영상 연구들에 따르면, 의사 결정과 계획 설정을 관할하는 전두엽의 기능이 비정상적인 것으로 나타났다. 일부 환자들을 레보티록신(합성된 형태의 갑상선 호르몬 T4)으로 치료한 결과, 정상적인 작업 기억과 뇌기능을 MRI 영상에서 볼 수 있었다.

PET 스캔을 이용한 영상 연구에 따르면, 무증상성 갑상선 기능 저하증을 가진 환자들의 인지 기능을 관할하는 뇌 영역은 평균보다 낮은 포도당 신진대사를 가진 것으로 밝혀졌다. 포도당은 뇌가 필요로 하는 주된 연료 형태이기 때문에, 무증상성 갑상선 기능 저하증은 포도당에 의존하는 뇌 기능을 손상시킬 수 있음을 나타낸다. T4를 이용한 갑상선 대체치료를 시작한 3개월 후, 포도당 신진대사 기능이 정상으로 회복되어 뇌가 필요한 에너지를 받을 수 있게 되었다.

비록 호르몬을 이용한 대체치료법이 무증상성 갑상선 기능 저하증과 관련된 문제들을 완화시키는 데 도움이 되는 것으로 나타났지만, 특히 환자가 피로, 감기에 대한 민감성의 증가, 콜레스테롤의 수치 상승과 같은 갑상선 질환의 증상들을 인지하지 못하는 경우, 이 질환의 치료는 논란의 여지가 있다(무증상성 갑상선 질환의 치료에 대한 자세한 내용은 146페이지에 있는 Box를 참조하라).

무증상성 갑상선 질환들—치료하느냐 또는 치료하지 않느냐

갑상선 호르몬 수치들이 명확히 '비정상적인' 범위에 있을 경우, 치료해야 한다는 데 대부분의 의사들은 동의하지만 무증상성 갑상선 기능 저하증(144페이지 참조) 또는 무증상성 갑상선 기능 항진증(148페이지 참조)을 치료한다는 생각에는 논란의 여지가 있다. 무증상성 갑상선 기능 장애는 TSH의 수치가 비정상인 상태를 정의하며, 이 호르몬의 수치가 너무 높으면 갑상선 기능 저하증을, 너무 낮으면 갑상선 기능 항진증을 의미한다. 그러나 갑상선 호르몬 T3와 T4의 수치들은 정상 범위 내에 있다. 만약 환자들이 갑상선 기능 장애와 관련된 일반적인 증상들을 아직 경험하지 않았다면, 의사들은 이러한 질환을 치료하는 것을 특히 주저한다. 그러나 정신과적 문제를 겪고 있는 환자들을 대하는 몇몇 의사들은 무증상성 갑상선 질환들의 치료가, 특히 갑상선 기능 저하증의 경우 중요한 차이를 만들 수 있음을 입증했다.

2006년에 발표된 한 연구에 따르면, 중국의 연구자들은 무증상성 갑상선 기능 저하증에 걸린 환자들을 레보티록신으로 치료했다. 치료 전과 후에 촬영한 뇌 스캔 영상들을 비교한 결과, 기억뿐만 아니라 실행 기능이 두드러지게 개선된 것으로 나타났다. 이러한 결과들은 비록 갑상선 기능 저하증의 증상이 비교적 경미한 것으로 파악되었음에도 자주 쇠약해지는 환자들을 치료해서 좋은 결과를 얻었던 정신과 의사들의 입증되지 않은 보고들로 확인되고 있다. 사실, 중국에서 발표된 연구 이후, 몇 년 동안에 걸쳐 갑상선 호르몬을 이용한 대체요법의 결과들은 매우 고무적이었으며, 그 결과 보스턴 대학의 연구자들은 무증상성 갑상선 기능 저하증과 특정 기분 그리고 인지 장애 사이에 존재하는 연관성을 탐구하기 시작했다.

비록 보스턴 대학에서 시행된 연구의 결과들은 아직 알려지지 않았지만, 많은 의학자들은 무증상성 갑상선 질환을 앓는 환자가 정신과적 혹은 인지 기능 장애를 겪고 있다면, 갑상선 호르몬 치료제를 이용한 임상 시험은 해볼 만한 가치가 있으며, 특히 갑상선 기능 저하증의 경우, 심지어 미래에 발병할 수 있는 인지력 감소를 예방할 수 있다고 믿고 있다.

그럼에도 당신이 인지 기능 장애를 경험하고 있다면, 갑상선 기능 저하증의 무증상성 형태와 연관될 수도 있다는 가능성을 고려해야 한다. 갑상선 호르몬을 이용한 대체치료법뿐만 아니라 해독, 보충제, 운동 그리고 식단을 포함하여 이 질환의 증상, 진단 방법 그리고 가능한 치료법에 대해 설명해 놓은 2장을 보라.

현성 갑상선 기능 항진증(Overt Hyperthyroidism)

현성 갑상선 기능 항진증은 혈액 검사를 통해 측정할 수 있는, 명백한 증상들을 보이는 갑상선 기능 항진증(활동성이 정상보다 높은 갑상선 기능)이다. 갑상선이 과다하게 활동하거나 호르몬을 너무 많이 생산하면 이 질환이 발생한다.

① 실험실 결과

현성 갑상선 기능 항진증을 가진 환자의 혈액 검사 결과는 TSH의 감소, T3와 T4의 수치 증가를 보여준다. 가끔이지만, 언급한 호르몬들 중 하나의 수치가 정상보다 높다(갑상선 기능 항진증에 대한 자세한 내용은 3장을 참조하라.).

② 효과

비록 기억과 다른 인지 문제들은 갑상선 기능 저하증을 가진 사람들에게서 더 흔하게 나타나지만, 일련의 연구들에 따르면, 갑상선 기능 항진증과 인지 문제 사이에 관계가 있는 것으로 나타났다. 갑상선 기능 항진증에 걸린 환자들 중에서 그레이브스병(갑상선 기능 항진증의 가장 흔한 원인)을 가진 사람들에게서 기억, 집중력 그리고 기분 변화에 문제가 생길 가능성이 가장 높다. 연구에 따르면, 방금 언급한 이러한 증상들은 갑상선 기능 항진증에서 나타나는 다른 징후들보다 최소 2년 정도 더 일찍 보일 수 있는 것으로 나타났다. 사실, 기억력 감소와 같은 인지 문제들 그리고 불안과 같은 기분 변화들은 흔히 환자들이 우선적으로 치료해야 하는 것들이다.

③ 검사 결과

그레이브스병을 앓는 환자들이 겪은 주관적인 경험들은 기능적 영상 검사(PET 스캔)를 통해 입증되었다. 장기 기억에 관여하는 우뇌의 변연계에서 포도당의 비정상적인 신진대사를 포함한 대뇌의 기능 장애가 나타났다(그레이브스병에 대한 자세한 내용은 4장을 참조하라.).

④ 치료

현성 갑상선 기능 항진증에 걸린 사람들에게 갑상선 기능을 최적으로 회복하기 위한 치료를 시행한 연구 결과에 따르면, 그들은 인지력이 향상되고 정서적으로 행복감을 느끼게 되었던 것으로 밝혀졌다. 그러나 일부 연구에 따르면, 갑상선 호르몬이 정상적인 양으로 생산된 후에도, 약간의 주의력 결핍은 남아 있는 것으로 나타났다.

만약 당신이 기억력, 주의력 혹은 기분 변화 등에 문제를 경험하게 된다면, 이 문제들은 갑상선 기능 항진증이 원인일 수 있다는 것을 알아야 한다. 이 질환에 대해서 더 자세히 알고 싶으면, 질환의 증상과 진단 방법뿐만 아니라 약물 치료, 외과적 시술, 방사선 치료, 영양 보충제 그리고 식단을 포함한 가능한 치료 형태에 대해 자세하게 설명한 3장을 참조하라. 만약 당신이 그레이브스병을 앓고 있고 그 증상들이 신경과민, 초조, 불안 등과 같은 감정 변화들을 포함하고 있다면, 담당 의사는 당신이 일반화된 불안 장애와 같은 정신과적인 문제를 겪고 있다고 결론을 내릴 수 있다는 것에 유의하라. 이러한 증상들 때문에 담당 의사들은 그레이브스병을 앓는 환자들을 상당히 빈번하게 오진하게 되고, 그로 인해 정확한 진단과 적절한 치료가 지연되는 결과를 초래하게 된다. 담당 의사가 당신의 건강상 질환에 대한 원인을 평가하는 데 필요한 실험실 검사들을 충분히 실시하는지를 반드시 확인하라.

무증상성 갑상선 기능 항진증(Subclinical Hyperthyroidism)

무증상성 갑상선 기능 항진증은 명백한 증상들이 나타나지 않은 갑상선 기능 항진증(활동성이 정상보다 높은 갑상선 기능)의 가벼운 형태다. 위에서 이미 언급한 바와 같이, 그레이브스병의 초기에는 무증상성 갑상선 기능 항진증이 대부분을 차지한다. 소수의 사람들에게서 무증상성 갑상선 기능 항진증이 현성 갑상선 기능 항진증으로 발전되는 것으로 확인되었다.

① 실험 결과

혈액 검사 결과는 TSH의 수치 감소라는 오직 하나의 비정상적인 수치를 보여준다. T3와 T4의 수치는 정상 범위 내에 있다.

② 효과

무증상성 갑상선 기능 항진증과 인지 문제 사이에 있을 수 있는 관계는 논쟁을 불러일으키는 주제다. 일부 연구에서는 연관성이 있는 것으로 나타났으며, 일부는 그렇지 못하다. 중요한 인지 문제는 일반적으로 보이지 않으며, 기억과 집중력에 가벼운 문제가 나타날 수 있다. 또한 무증상성 갑상선 기능 항진증이 치매 발병 위험의 증가와 연관이 있을 수 있다는 몇 가지 증거들이 있지만, 그 연구 결과에 있어서 또 다시 갈등을 일으키고 있다. 무증상성 갑상선 기능 항진증은 젊은 사람들보다 노인들에게서 일반적으로 더 흔하게 나타난다.

③ 치료

이 장의 앞부분에서 이미 설명한 바와 같이, 무증상성 갑상선 질환을 위한 치료는 의사들 사이에서도 논쟁의 대상이며, 특히 질환의 증상을 인식하지 못한 환자들의 경우 더욱 그렇다(146페이지 Box 참조). 그럼에도 만약 당신이 인지 능력에 문제가 있음을 경험하고 있다면, 있을 수 있는 갑상선 기능 장애를 조사해야 한다. 또한 무증상성 갑상선 기능 항진증은 갑상선 호르몬의 과다 복용으로 인해 나타날 수 있다는 것을 알아야 한다. 사실, 이 질환은 갑상선 호르몬을 처방받은 환자들의 대략 20~40퍼센트에게서 나타나고 있으며, 과잉 진료를 암시할 수 있다. 만약 당신이 갑상선 기능 저하증을 치료할 목적으로 갑상선 호르몬 대체재를 복용하고 있는 동시에 인지나 기분에 문제가 있음을 경험하게 된다면, 치료제의 복용량을 조정해야 할 필요성이 있으므로 담당 의사에게 문의하는 것이 좋다.

하시모토 뇌병증(Hashimoto's Encephalopathy)

52페이지에서 처음 언급한 하시모토 갑상선염은 자가 면역 질환이며, 갑상선 기능 저하증(활동성이 낮은 갑상선)의 가장 흔한 원인이다. 하시모토 뇌병증은 하시모토 갑상선염과 관련된 원인 불명의 드문 질환이다.

① 실험 결과
하시모토 뇌병증을 결정하기 위해 사용할 수 있는 특별한 진단 검사는 없다. 일부 자가 항체들의 존재가 보고되었고 보고된 사례의 대략 75퍼센트에서 뇌척수액의 표본에 들어 있는 단백질의 수치가 상승하는 것으로 나타났으나, 사례의 25퍼센트에서는 나타나지 않았다.

② 효과
하시모토 뇌병증의 증상들은 일차적으로 신경학적 증상들이다. 이러한 신경학적 증상들 중에는 기억과 집중력 문제뿐만 아니라 방향 감각 상실, 발작, 떨림, 간대성 근경련(근육의 빠른 수축과 이완), 운동 조화 불능(물건을 집어 들거나 걷는 것과 같은 자발적인 운동을 하는 동안 이루어지는 근육 조절의 결핍) 등이 있다.

③ 검사 결과
뇌의 전기적 활동성을 기록하는 뇌파 검사(Electroencephalography ∶ EEG)는 대개 비정상이다. 이 질환은 발견하기가 어렵고, 진단은 보통 배제의 과정(여러 가지 검사를 수행하면서 의심되는 질환을 감별진단으로 제외시키는 과정–역자)을 통해 수행된다.

④ 치료

하시모토 뇌병증을 위한 치료법은 스테로이드를 이용한 치료다. 그리고 보통 1~3일 이내에 신속한 개선을 관찰할 수 있다. 이 질환은 갑상선에 관련된 질환이지만, 갑상선 호르몬을 이용한 치료에는 반응하지 않는다.

결론

정상적인 집중력과 기억력을 위해서 갑상선은 최적으로 기능해야 한다. 이 장에서 이미 보았다시피, 만약 갑상선 호르몬의 기능이 너무 낮거나 높으면, 집중력 저하와 인지 능력이 감소할 수 있다. 또한 갑상선 기능의 불균형이 치료 없이 계속 유지된다면, 시간이 지남에 따라 더 심각한 건강상의 문제들을 야기할 수 있다는 것을 인식해야 한다. 프레밍함(Framingham)이 연구했던 분야 중의 한 부분인 장기간의 임상 실험에 따르면, TSH의 수치가 높거나 낮은 여성들에게서 아직까지 치료법이 밝혀지지 않은 퇴행성 알츠하이머 질환이 발병할 위험이 증가하는 것으로 나타났다. 결과적으로, 인지 능력에 문제가 있다고 생각되면 언제든지 갑상선의 기능을 검사해야 하고, 만약 문제가 발견되면 적절한 치료를 시작해야 한다. 대부분의 경우 치료를 통해 인지 능력, 집중력 그리고 전반적인 뇌 기능들은 향상된다.

7

갑상선의 기능 장애와
당신의 기분

6장에서 배웠다시피 갑상선에 문제가 생기면 뇌에 영향을 미칠 수 있고, 결과적으로 기억을 만들고 보존하는 능력을 포함한 전반적인 정신적 기능들에 악영향을 미칠 수 있다. 또한 6장에서는 뇌기능에 따라 갑상선 기능 장애가 기분에 영향을 미칠 수 있다는 사실에 대해서도 언급했다. 이 장에서는 갑상선과 기분의 연관성에 대해 집중적으로 조명한다.

수년 동안, 갑상선과 기분 사이에 관계가 있다는 것을 인정해 왔다. 활동성이 과다한 갑상선 기능 항진증은 일반적으로 불안뿐만 아니라 신경과민, 초조 그리고 과민반응을 유발할 수 있으며, 활동성이 낮은 갑상선 기능 저하증은 우울증으로 이어질 가능성이 더 크다. 갑상선에 문제가 생길 때 나타나는 증상들이 심각하면 할수록, 기분 변화도 더 심각해질 수 있다.

우선, 이 장에서는 신경 전달 물질에 대해 살펴본다. 신경 전달 물질은 뇌 속에 메시지를 전송하는 화학적 전달자일 뿐만 아니라 정서적으로 건강한 삶을 영위하는 데도 중대한 영향을 미친다. 갑상선이 기분에 영향을 미치는 방법 중 하나로 신경 전달 물질에 작용한다는 것은 중요하다. 이 장에서 우리는 우울증과 불안에 대해 더 자세히 살펴볼 것이다.

신경 전달 물질

뇌는 뉴런(neurons)이라 불리는 1,000억 개 이상의 신경 세포들로 구성되어 있다. 뇌는 신경 세포들을 통해 내적 사고뿐만 아니라 열이나 추위 같은 외적 자극을 인지하고, 육체적으로 그리고 감정적으로 반응할 수 있게 해 주는 신호나 정보를 전달한다. 이러한 메시지 전송 체계 때문에, 당신은 매 순간 일어나는 느낌이나 사건에 반응하며, 매 순간 행복이나 슬픔을 느낀다.

신경 세포들은 물리적으로 서로 닿아 있지 않고, 시냅스(Synapses)라고 불리는 공간(틈)에 의해 분리되어 있기 때문에, 전기 화학 신호들로 되어 있는 메시지들은 한 신경 세포에서 다른 신경 세포로 직접 이동할 수 없다. 그 대신, 이 공간(틈)은 화학적 신경 전달 물질에 의해 서로 연결되어 있으며, 이들을 통해 세포에서 세포로 정보가 전달된다. 이 과정은 매우 빠르게 일어나며, 수백만 개의 신경 세포들이 즉각적으로 영향을 받는다.

뇌는 두 가지 기본 유형의 신경 전달 물질을 만들어 낸다.

흥분성 신경 전달 물질 : 이러한 신경 전달 물질은 한 신경 세포에서 다른 신경 세포로 정보를 전달하는 뇌의 능력을 촉진시키고, 신체를 자극하는 효과를 가지고 있다. 아스파르트산, (아드레날린으로도 알려져 있는)에피네프린, 글루탐산염, 히스타민, 노르에피네프린 그리고 PEA(페닐에틸아민) 등이 여기에 포함된다.

억제성 신경 전달 물질 : 이러한 신경 전달 물질들은 뇌가 메시지를 전송하는 능력을 감소시키고, 신체를 진정시키는 효과를 가지고 있다. 이러한 화학 물질에는 아그마틴, GABA(감마 아미노부티르산), 글리신, 세로토닌 그리고 타우린 등이 있다.

도파민 : 이것은 억제성과 흥분성을 모두 다 가지고 있다는 점에서 독특한 신경 전달 물질이다.

방금 언급된 각각의 신경 전달 물질들은 체내에서 특정한 기능들을 조절한다. 다음 페이지에 있는 〈표 7.1〉은 생명 유지에 필수적인 화학 물질들이 수행하는 놀라울 정도로 다양한 임무를 보여준다. 그뿐만 아니라 신경 전달 물질이 결핍될 경우 나타나게 되는 증상과 신경 전달 물질들의 생산을 증가시킬 수 있는 식품들에 대해 명확하게 설명한다.

도표에 나와 있듯이, 몇몇 신경 전달 물질은 다른 기능들을 수행할 뿐만 아니라 기분을 조절하기도 한다. 세로토닌은 '행복한' 신경 전달 물질로 알려져 있다. 세로토닌의 수치가 체내에서 감소하면, 우울증, 불안감 그리고 동요감이 발생할 수 있다. 도파민은 기쁨의 감정과 즐거움을 주는 또 다른 신경 전달 물질이다. 또한 GABA, 히스타민 그리고 PEA는 기분을 조절하는 데 도움을 준다. 또한 정서적 웰빙을 위해서 모든 신경 전달 물질이 필요하며, 정신적 그리고 육체적 건강을 유지하기 위해서 신경 전달 물질은 서로서로 그리고 다른 화학 물질과 상호적으로 작용해야 한다. 신체가 이러한 화학 물질을 적정하게 생산하고 이들이 균형을 이룰 때 기분은 긍정적이 되며, 당신은 낙관적이고 차분함을 느끼게 된다. 신경 전달 물질의 수치가 너무 높거나 낮으면, 우울해지거나 불안해질 수 있다.

〈표 7.1〉 신경 전달 물질의 기능과 결핍

기능	결핍 시 나타나는 증상들

아그마틴(agmatine)

• 상처 치료를 돕는다. • 면역 기능을 향상시킨다. • 지방의 신진대사를 촉진시킨다. • 단백질 생성을 돕는다. • 글루카곤과 인슐린의 생산을 돕는다. • 혈액 순환을 증가시킨다. • 성장 호르몬의 생산량을 증가시킨다. • 정자 수를 증가시킨다. • 동맥에서 발생하는 플라크 축적을 억제시킨다. • 소화기 건강에 필요하다. • 원활하지 못한 혈액 순환으로 인한 통증을 완화시킨다.	제조 과정에서 사용되는 아미노산은 많은 식품들에서 찾을 수 있고, 또한 체내에서 만들어지기 때문에 아그마틴 결핍은 드물다.

체내에서 아그마틴의 수치를 증가시킬 수 있는 식품들 : 아보카도, 콩류, 양조용 효모, 옥수수, 다크초콜릿, 달걀, 아스파라거스, 브로콜리, 완두콩, 시금치와 같은 녹색 식물들, 육류, 유제품, 견과류, 오트밀, 양파, 감자, 건포도, 해물, 씨앗, 대두, 미정제 곡물

아스파르트산(aspartic acid)

• 탄수화물의 신진대사로부터 에너지 생산을 돕는다. • DNA 및 RNA 생산을 지원한다. • 면역 체계 기능을 향상시킨다. • 독성으로부터 간을 보호한다. • 에너지와 내구성을 증가시킨다.	우울증 피로 체력 감소

체내에서 아스파르트산의 수치를 증가시킬 수 있는 식품들 : 육류, 가금류, 해산물

도파민(dopamine)

• 신체의 움직임을 제어한다. • 집중력, 기억력 그리고 문제 해결력을 유지한다. • 기쁨과 즐거움을 제공하고, 특정 행동을 강화한다. • 뇌의 다른 부분으로 가는 정보의 흐름을 조절한다. • 뇌 활동성을 안정화시킨다.	우울증 과도한 수면 즐거움을 경험할 수 없다. 간식, 특히 단 것을 갈망하고 먹으려는 경향 중독을 형성하는 경향

체내에서 도파민의 수치를 증가시킬 수 있는 식품들 : 아몬드, 아보카도, 바나나, 콩류, 유제품, 가금류(특히 칠면조), 호박 씨앗, 해산물(특히 연어), 참깨

기능	결핍 시 나타나는 증상들

에피네프린(아드레날린)

• 동맥을 수축시킨다.	애디슨 병, 알레르기, 변비
• 폐의 기도를 확장시킨다.	감기에 대한 내성 감소
• 맥박을 빠르게 한다.	우울증 또는 무감각
• 혈압을 상승시킨다.	피로, 저혈압, 저혈당
• 혈압을 조절한다.	근력 약화
• 정신 집중을 조절한다.	과도한 수면 필요
• 심장의 수축력을 강화시킨다.	원활하지 못한 혈액 순환
• 에너지 저장고에서 포도당의 방출을 유발한다.	

체내에서 에피네프린의 수치를 증가시킬 수 있는 식품들 : 콩류, 유제품, 계란, 육류, 가금류, 두부, 해산물

가바(GABA : gamma-aminobutyric acid)

• 근육 이완제 역할을 한다.	불안
• 뇌를 진정시킨다.	불면증
• 혈압을 낮춘다.	빠른 심장 박동
• 불안을 예방한다.	발작
• 성장 호르몬 분비를 촉진시킨다.	뇌가 통제 불능으로 치닫고
• 스트레스 해소	있다는 감각

체내에서 GABA의 수치를 증가시킬 수 있는 식품들 : 콩류, 양조용 효모, 유제품, 계란, 생선, 콩과 식물, 육류, 견과류, 해산물, 씨앗, 콩류, 미정제 곡물

글루타메이트(glutamate)

• 혈당 균형을 유지한다.	글루타메이트는 많은 식품들에
• 음식에 대한 갈망을 감소시킨다.	서 찾을 수 있고 체내에서 만들어
• 통증 조절 능력을 향상시킨다.	지기 때문에, 글루타메이트 결핍
• 감각에 대한 지각력을 향상시킨다.	은 드물다.
• 면역 체계를 자극한다.	
• 정신적 경계를 향상시킨다.	
• 에너지를 증가시킨다. ・ 소화기능을 유지한다.	
• 근육 건강을 유지한다. ・ 독소를 중화시킨다.	
• 감각에 대한 지각의 일부를 담당한다.	
• 치유를 촉진한다.	
• 건강한 산-알칼리 균형을 촉진한다.	
• 체중 감량을 촉진한다. ・ 기억을 지원한다.	
• 운동 기술을 지원한다.	

체내의 글루타메이트 수치를 증가시킬 수 있는 식품들 : 콩류, 양조용 효모, 현미, 유제품, 계란, 생선, 육류, 견과류, 해산물, 씨앗, 콩, 미정제 곡물

기능	결핍 시 나타나는 증상들

글리신(glycine)

- 칼슘 흡수를 돕는다.
- 세포 내에 에너지를 저장하는 ATP의 생성을 돕는다.
- 공격 성향을 진정시킨다.
- 설탕에 대한 갈망을 줄인다.
- 헤모글로빈, 단백질, DNA 그리고 RNA를 만드는 데 도움을 준다.
- 신체의 중금속 해독에 도움을 준다.
- 신경계를 유지하는 데 도움을 준다.
- 담즙산을 만드는 데 필요하다.
- 신체의 가장 풍부한 천연 항산화 물질인 글루타티온을 만들기 위해 필요하다.
- 건강한 전립샘 기능을 촉진시킨다.

글리신은 많은 식품들에서 찾을 수 있고 체내에서 만들어지기 때문에, 글리신 결핍은 드물다.

체내에서 글리신 수치를 증가시킬 수 있는 식품들: 콩류, 유제품, 육류, 해산물

히스타민(histamine)

- 장기가 성장하는 데 역할을 한다.
- 분위기를 조절한다.
- 알레르기 유발 항원에 반응하기 위해 면역 체계에 신호를 보내며, 염증 반응을 일으킨다.

우울증
환각
편집병

체내에서 히스타민의 수치를 증가시킬 수 있는 음식들: 오렌지와 자몽 같은 감귤류, 마늘, 시금치와 같은 잎이 많은 녹색 채소, 양파

노르에피네프린(norepinephrine)

- 동맥을 수축시킨다.
- 주의력과 집중력을 향상시킨다.
- 근육과 뇌에 공급되는 혈류를 증가시킨다.
- 폐 기도를 확장시킨다.
- 심장 박동을 빠르게 한다.
- 혈압을 상승시킨다.
- 정신 집중을 조절한다.
- 에너지 저장고에서 포도당 방출을 유발한다.

우울증
처진 눈꺼풀
피로

체내에서 노르에피네프린의 수치를 증가시킬 수 있는 식품들 : 콩류, 계란, 육류, 유제품, 가금류, 해산물, 두부

기능	결핍 시 나타나는 증상들

페닐에틸아민(PEA)

- 분위기를 고조시킨다.
- 집중력을 향상시킨다.
- 에너지를 증가시킨다.
- 정신적 각성도를 촉진시킨다.

동요, 혼동, 각성도 감소
성적 관심도 감소, 우울증
피로, 기억력 문제

체내에서 페닐에틸아민의 수치를 증가시킬 수 있는 식품들 : 바나나, 유제품, 다크초콜릿, 계란
- 페닐케톤뇨증(PKU)이 있으면, PEA가 증가하는 음식을 섭취하지 마라.

세로토닌(serotonin)

- 불안을 진정시킨다.
- 식욕과 탄수화물에 대한 갈망을 조절한다.
- 체온을 조절한다.
- 성행위를 규제한다.
- 수면 주기를 조절한다.
- 우울증을 완화한다.

걱정
설탕에 대한 갈망
우울증
피로
불면증
집중력 상실
충동 조절력 부족

체내에서 세로토닌의 수치를 증가시킬 수 있는 식품류: 쇠고기, 병아리 콩, 유제품, 대추, 달걀, 땅콩, 가금류, 해산물, 해바라기 씨

타우린(taurine)

- 포도당 대사를 돕는다.
- 면역 기능을 향상시킨다.
- 뇌 및 신경계 기능에 중요한 역할을 한다.
- 시각 경로에 중요한 역할을 한다.
- 인슐린에 대한 민감도를 향상시킨다.
- 간 기능을 향상시킨다.
- 혈압을 강하시킨다.
- 혈전을 예방한다.
- 세포막 손상으로부터 보호한다.
- 심장 리듬을 안정시킨다.

- 상처 치료를 돕는다.
- 칼슘 사용을 향상시킨다.

- 폐 기능을 향상시킨다.
- 콜레스테롤을 낮춘다.
- 신장 기능을 촉진시킨다.

- 심장 근육을 강화시킨다.

걱정
우울증
고혈압
과다 활동
갑상선 기능 저하증
시력 장애
불임
신장 기능 부전
발작

체내에서 타우린의 수치를 증가시킬 수 있는 식품들: 양조용 효모, 유제품, 계란, 생선, 육류, 해산물
- MSG가 타우린을 분해하기 때문에, MSG를 함유한 식품을 피하라.

신경 전달 물질과 갑상선

신경 전달 물질과 갑상선 사이에는 어떤 관계가 있나? 수많은 연구들에 따르면, 갑상선 호르몬의 수치가 낮으면, 신경 전달 물질의 수치도 낮아지는 것으로 밝혀졌다. 그리고 이러한 신경 전달 물질은 기분에 영향을 미치는 것으로 나타났다. 예를 들어, 갑상선 호르몬의 수치가 낮아지면 신경 전달 물질인 도파민의 생산이 감소하며 우울증, 동기 부여 상실 그리고 의지력 상실로 이어질 수 있다. 갑상선 호르몬의 생산이 불충분해지면, 기분을 통제하는 데 없어서는 안 되는 두 가지 다른 신경 전달 물질들, GABA와 세로토닌의 수치가 낮아질 수 있다.

그뿐만 아니라, 갑상선, 신경 전달 물질 시스템 그리고 감정 사이에 일어나는 복잡한 상호 작용을 설명하기 위해서는 더 많은 연구가 필요하다. 만약 당신이 신경 전달 물질의 기능 장애 때문에 나타나는 증상들을 경험하고 있다고 생각한다면, 확실하게 알 수 있는 유일한 방법은 신진대사를 전문적으로 다루면서, 기능 의학 또는 맞춤형 의학을 전문으로 하는 의사를 방문하는 것이다. 이 전문가들은 신경 전달 물질과 그것들의 대사산물을 검출할 수 있는 소변검사를 계획할 수 있다. 156페이지의 〈표 7.1〉에 열거된 신경 전달 물질을 자극하는 건강식품 중의 일부를 포함한 식단으로 개선하도록 노력하라. 마지막으로 갑상선의 호르몬 생산량이 낮아질 수 있고, 그 때문에 기분을 조절하는 신경 전달 물질의 수치에 영향을 미칠 수 있는 가능성을 고려하라. 아래에서는 갑상선 기능 장애, 우울증 그리고 불안 사이의 관계에 대해 자세히 알아보자.

우울증(Depression)

우울증은 가장 흔한 정신 건강 질환으로, 전하는 바에 따르면 미국인 10명 중 1명의 비율로 발병하며, 삶의 어느 시점에 발병하는 것으로 보고되고 있다. 사실, 정신 건강 질환의 측면에서 봤을 때, 우울증은 '일반적인 감기'라고 불렸다. 그러나 우울증은 전 세계적으로 심각한 건강 문제가 되고 있으며, 빠르게 확산되고 있다.

① 우울증이란 무엇인가?

우울증은 정신과 신체를 포함하는 의학적 질환이다. 우울감(the blues)이라기보다는 오히려 몇 주, 몇 달 혹은 몇 년 동안에 걸쳐 오래 지속되는 불행, 멜랑콜리 또는 절망과 같은 감정이다. 당뇨병이나 심장 질환과 마찬가지로 장기 치료가 필요한 경우가 종종 있다.

비록 우울증이 때때로 극단적인 슬픔으로 여겨지기도 하지만 일반적으로 느끼는 슬픔과 임상에서 말하는 우울증 사이에는 큰 차이가 있으며, 흔히 주요 우울증(major depression)과 주요 우울 장애(major depressive disorder)라 부른다. 일자리를 잃거나 사랑하는 사람의 죽음과 같은 불쾌한 상황들의 결과로서 모든 사람들은 삶의 어느 순간에 이러한 슬픔을 경험하게 된다. 이러한 슬픔은 시간이 지남에 따라 개개인의 삶에 의해 풀리게 된다. 그러나 임상에서 말하는 우울증의 경우, 감정들은 오래 지속되며 개인은 종종 원인을 알지 못한다. 그뿐만 아니라, 슬픔을 느끼는 사람들은 대개 어떻게든 인생에 대처하고 일상생활을 수행하지만 임상적으로 우울한 사람들은 압도당하는 기분을 느끼고 일상적인 일들을 처리할 수 없다. 게다가 우울증은 일반적으로 요통과 같은 일부 육체적 증상들을 포함하며, 이는 우울함의 일시적인 경우와는 관련이 없다.

② 우울증의 증상에는 어떤 것들이 있을까?

우울증의 증상은 사람마다 그리고 연령에 따라 다를 수 있다. 당신은 성인 우울증에서 나타나는 징후와 증상을 아래에서 찾게 될 것이다. 이에 따라, 당신은 특정한 연령대의 사람들에게서 나타나는 구체적인 우울증의 증상을 찾을 것이다. 고령자들 역시 성인 우울증의 일반적인 징후들을 가질 수 있지만 예를 들어 피로, 식욕 감소 그리고 성욕 감퇴와 같은 문제들 중 일부는 노화 또는 다른 질병의 일부로 보이기 때문에, 일반적으로 인식되지 않는다. 당신이나 당신이 알고 있는 누군가가 우울증을 앓고 있는지 판단하기 위해서는 모든 행동과 감정을 인식해야 한다.

i) 성인 우울증의 일반적인 증상

- 손을 부들부들 떨거나 서성거림을 야기하는 초조나 안절부절
- 이유 없이 터져 나오는 울음
- 식욕 저하 및 체중 감소
- 식욕 증가 및 체중 증가
- 수면 과다
- 피로
- 슬픔의 감정
- 무가치함 또는 죄책감
- 사망 또는 자살에 대한 잦은 생각들
- 심지어 작은 사건에도 일어나는 좌
- 절과 과민 반응
- 우유부단
- 불면증
- 특정 음식들에 대한 과도한 욕구
- 집중력 상실
- 일반적으로 즐거움을 줄 수 있는 활동들에 대한 흥미 상실
- 성욕 감퇴
- 말, 생각 그리고 움직임이 느려짐
- 허리 통증과 같은 설명되지 않는 육체적 문제들

ii) 사춘기 및 청소년 우울증의 증상

- 불안 및 분노
- 사회적 상황의 회피

주의력 결핍 과다 활동 장애(ADHD)와 같은 행동 및 정신 건강 문제

iii) 고령자 우울증의 증상들

집에 머물기를 원한다.

삶에 대한 불만 그리고 지루함을 느낀다.

자살에 대한 생각

③ 우울증에 대한 치료법은 무엇인가?

우울증을 완화하기 위해서 여러 가지 치료법들을 병용해서 사용할 수 있다. 인지 치료, 대인 치료, 행동 치료 또는 문제 해결 치료와 같은 어떤 형태의 정신심리 치료 그리고/혹은 다양한 형태의 항우울제를 이용한 치료들이 여기에 포함될 수 있다. 우울 장애는 심신을 쇠약하게 할 뿐만 아니라 일을 하고, 잠을 자고, 먹는 능력을 방해할 수 있지만, 주요 우울증을 앓고 있는 미국인의 대략 절반만이 의학적으로 도움을 받고 있다. 많은 사람들은 자신들의 상태가 심각하지 않으며, 그들 자신이 스스로를 치료할 수 있고, 우울증이 개인적인 약점의 징후가 될 수 있다고 믿기 때문에 치료를 거부한다. 의학적으로 도움을 받은 사람들의 대략 70퍼센트가 증상이 두드러지게 개선된다는 것은 유감스러운 일이며, 우울증은 고혈압이나 당뇨병과 같은 다른 질병과 다를 바가 없다. 이것은 개인적인 약점과는 아무런 관련이 없다.

당연히, 우울증을 성공적으로 치료하기 위해서는 일반적으로 우울증의 원인을 이해해야 한다. 만약 갑상선의 기능 장애가 우울증의 근본 원인이라면, 정서적으로 건강한 삶을 회복하기 위해서 갑상선 기능 장애를 해결해야 한다.

④ 우울증과 갑상선 기능 장애

우울증은 갑상선 기능 저하증에서 혹은 갑상선의 활동성이 낮을 때 나타나는 흔한 증상으로 오랫동안 알려져 왔다(갑상선 기능 저하증에 대한 자세한 내용은 2

장을 참조). 실제로, 우울증을 앓고 있는 환자들의 40퍼센트 정도는 무증상성 갑상선 기능 저하증(갑상선 문제에 대한 명백한 징후가 보이지 않는 비교적 증상이 경미한 형태)이 있는 것으로 밝혀졌다. 갑상선 기능 저하증은 여러 면에서 우울 증으로 이어질 수 있다고 여겨진다.

- 이 장의 앞부분에서 배웠다시피, 갑상선 기능 저하증 때문에 신경 전달 물 질의 생성이 줄어들게 되면, 우울증으로 이어질 수 있다. 정서적인 건강을 유지하기 위해서는 세로토닌, 도파민, GABA와 같은 신경 전달 물질들은 최적의 양이 필요하다. 갑상선의 기능이 비정상적으로 낮으면, 언급한 신 경 전달 물질들의 수치를 떨어뜨릴 뿐만 아니라 우울증을 유발할 수 있다.
- 갑상선 기능 저하증은 또한 에너지를 생성하는 세포 구조물인 미토콘드리 아에 영향을 미침으로써 기분에 영향을 줄 수 있다. 갑상선 호르몬은 미토 콘드리아의 형성과 기능을 위해 필수적이기 때문에, 갑상선의 기능이나 활 동성이 낮아지게 되면, 피로와 우울증을 유발할 수 있으며, 사고하는 것도 애매하고 불분명해질 수 있다.
- 그뿐만 아니라 갑상선 기능 장애는 에스트로겐, 프로게스테론, 테스토스테 론, DHEA, 프그네놀론 그리고 코티솔 등을 포함한 무수히 많은 호르몬들 의 균형에 영향을 미치기 때문에, 우울증을 유발할 수 있다. 호르몬 불균형 이 생기면, 신체는 스트레스를 관리하지 못하게 될 뿐만 아니라 긍정적인 기분을 경험하지 못하게 된다.

미국 임상 내분비 학회(AACE)에 따르면, 환자가 우울 장애로 진단될 경우 무증상성 혹은 현성 갑상선 기능 저하증을 고려해야 한다. 사실, 이 두 질환들 사이의 연관성은 잘 알려져 있기 때문에, 실험 결과들에서 갑상선 기능이 정 상이라 하더라도, 때때로 항우울증을 치료하는 데 리오타이로닌(합성된 갑상선 호르몬 T3)과 레보티록신(합성된 갑상선 호르몬 T4) 등과 같은 갑상선 호르몬 치 료제들을 추가하는 경우가 있다. 우울증을 완화시키기 위한 일련의 치료 대안

〈Sequenced Treatment Alternatives to Relieve Depression : STAR*D〉에 대한 연구에 따르면 T3와 항우울제를 함께 사용한 경우, 항우울제를 단독으로 사용했으나 증상이 완화되지 않은 주요 우울증 환자들의 대략 25퍼센트가 증상이 추가적으로 개선된 것으로 나타났다. 갑상선 호르몬 치료제와 항우울제가 서로의 효과를 높이기 위해 상승 작용을 한다는 것이 한 가지 이론이다. 다른 가능성은 갑상선 치료제들이 뇌에서 화학적 활동을 자극하여 기분과 집중력을 모두 향상시킨다는 것이다. 메커니즘이 무엇이든 관계없이, 우울증이 문제가 될 때, 특히 표준 치료들이 개선의 여지를 거의 주지 않을 때, 갑상선 기능 장애의 가능성을 분석해야 한다는 것은 분명하다.

불안

우울증과 마찬가지로, 불안은 흔한 정신 건강 질환이다. 해마다 4천만 명의 미국인들이 업무 수행, 학업 그리고 관계를 포함한 그들의 일상생활을 방해할 정도로 충분히 심각한 불안 증상들을 경험하는 것으로 추정된다.

① 불안이란 무엇인가?

불안은 걱정, 신경과민 혹은 우려를 나타내는 감정이다. 비록 이러한 증상들은 종종 어려운 시기에 처해 있는 사람들에게 나타나는 정상적인 감정들이지만, 불안 장애는 장시간에 걸쳐 지속되는 그리고 정상적인 삶을 영위하는 능력을 방해하는 심각한 정신 질환 중의 하나다. 어떤 사람들에게는 불안이 심각한 손상을 줄 수도 있다.

불안 장애에는 몇 가지 다른 유형들이 있으며, 그중에서 네 가지 중요한 유형들은 다음과 같다.

일반화된 불안 장애(generalized anxiety disorder : GAD) : 불안 장애가 있는

사람들은 대부분의 사람들에게는 위협적이지 않은 상황에 대해서 일반적으로 과도한 걱정과 두려움을 경험한다.

공황 장애(panic disorder) : 공황 장애가 있는 사람들은 대개 경고 없이 갑자기 그리고 반복적으로 발생하는 공포감을 경험한다. 발한, 가슴 통증, 불규칙한 심장 박동 등과 같은 많은 증상들이 심각해질 수 있으며, 그 결과 사람들은 마치 심장 마비를 겪고 있다고 느낄 수 있다.

사회 불안 장애 : 사회 공포증이라고도 불리는 형태의 불안을 느끼는 사람들은 압도적인 자의식을 경험하고 일상적인 사회적 상황들에 대해 걱정한다. 그들은 종종 주변 사람들이 자신들을 가혹하게 판단하는 것을 걱정하며, 이를 극도로 두려워한다.

특정한 공포증(phobias) : 특정한 공포증이 있는 개인들은 거미, 뇌우 또는 비행과 같은 특정한 사물이나 상황에 대해 극심한 공포를 느낀다. 공포의 정도가 너무 크기 때문에, 이들은 흔히 일반적인 상황들을 피한다.

② 불안의 증상에는 어떤 것들이 있는가?

불안할 때 나타나는 증상은 사람마다 다를 수 있으며, 물론 불안 장애의 유형에 따라 다양하다. 미국 불안과 우울증 협회(ADAA)는 불안의 일반적인 증상들을 다음과 같이 열거하고 있다.

흉부에서 느껴지는 통증이나 불편함

오한 혹은 열사병

숨이 가빠지거나 질식할 것 같은 느낌을 동반하는 호흡 곤란

죽어가는 것에 대한 두려움

현기증, 휘청거리는 불안정, 혹은 혼미함을 느낌

비현실적이거나 자신으로부터 분리된 느낌

메스꺼움 혹은 복통

심장의 두근거림 혹은 심장 박동수 증가

발한

숨이 막히는 듯한 느낌

떨림이나 흔들림

③ 불안의 치료법은 무엇인가?

불안 장애는 상당 부분 치료가 가능하며, 우울증과 마찬가지로 다양한 치료법들을 사용할 수 있다. 가장 일반적인 치료 방법은 전통적인 항불안제, 항우울제, 베타차단제 등을 포함한 약물 치료법이다. 그리고 인지 행동 치료와 같은 정신 심리 치료가 포함된다. 바이오피드백 그리고 마음을 진정시키는 약초들과 같은 대체 접근법도 사용된다.

불안 장애가 있는 사람들의 대략 3분의 1만이 치료를 찾고 있다. 그러나 불안 장애를 겪고 있는 대부분의 경우들에서 — 심지어 심한 경우들에서 — 성공적인 치료가 가능하며, 대다수의 환자들은 몇 달 내에 상당히 완화되었다고 느낀다.

④ 불안 및 갑상선 기능

3장에서 배웠듯이, 갑상선이 갑상선 호르몬을 과다하게 생산할 경우 갑상선 기능 항진증이 발생한다. 불안은 갑상선의 활동이 과다할 때 나타나는 가장 흔한 증상들 중 하나로 여겨진다.

갑상선 기능 항진증은 어떻게 불안을 유발하는가? 갑상선 호르몬들이 우리 몸 전체를 활성화시키기 때문에, 이 호르몬들이 과다하게 생산되면, 신경계는 더 활발해지며, 잠재적으로 신경성 떨림과 흔들림, 불면증, 심계항진 그리고 과민 반응을 일으킬 수 있다. 여기서 나타나는 모든 증상들은 불안의 일반적인 증상들이다. 이것이 진정한 불안과 갑상선 기능 항진증 사이의 차이점을 밝히기가 어려운 이유다.

이 장의 앞부분에서 설명했듯이, 갑상선 기능 항진증은 뇌 속에서 메시지를 전달하고 기분 조절을 돕는 화학 물질인 신경 전달 물질의 균형을 방해하며, 그 결과 기분 장애가 발생할 수 있다. 화학적 신경 전달 물질의 기능은 신체의 호르몬에 의해 밀접하게 영향을 받으며, 갑상선 호르몬의 수치가 너무 높으면 신경 전달 물질의 생산이 중단되어, 잠재적으로 불안을 야기하게 된다.

비록 갑상선 기능 항진증이 불안과 얼마나 관련되어 있는지는 알 수 없지만 연구에 따르면, 불안 장애로 오진된 가장 빈번한 의학적 질환이 갑상선 호르몬의 과잉 생성이라는 것이 밝혀졌다. 불안 증상을 보일 경우, 갑상선이 과도하게 활동할 가능성이 있다는 것을 항상 고려해야 한다.

결론

갑상선은 체내의 모든 세포에 영향을 미치기 때문에, 갑상선 기능은 모든 신체 기능에 영향을 미친다. 갑상선 기능에 이상이 생기면, 기분이 안 좋을 수 있다는 것은 놀랄 만한 일이 아니다.

만약 당신이 우울증이나 불안감을 경험하고 있다면, 갑상선에 문제가 있는지를 찾기 위해 고안된 검사들을 요청하는 것이 좋다. 갑상선 기능 부전이 육체적이 아닌 심리적인 질환으로 오진되는 것은 드문 일이 아니라는 점을 기억하라. 단독으로 사용하든지 혹은 다른 치료법과 병용하여 사용하든지 갑상선의 기능을 정상적으로 회복시키는 치료법을 통해 당신의 정서적 건강은 회복될 수 있을 것이다.

8
갑상선 호르몬과
당신의 심장

운동 부족, 좋지 않은 음식 섭취 그리고 심장 질환에 대한 가족력 등과 같은 많은 이유들로 인해 사람들은 심장과 관계된 건강상의 문제를 경험하게 된다. 그러나 갑상선 호르몬이 심장과 심장혈관계에 미치는 영향으로 인해 갑상선 질환의 일반적인 징후와 증상이 발생할 수 있다는 사실이 밝혀졌다. 만약 당신이 갑상선 기능 항진증(갑상선 기능 항진증에 대한 자세한 설명은 3장과 4장을 참조)을 진단받았으며 빈번한 심장의 두근거림이나 높은 심장 박동수를 경험하고 있다면, 이러한 심장 질환들은 갑상선 질환과 직접적으로 관련되어 있을 수 있다. 심장과 관련된 질환들은 갑상선 기능 저하증 또는 항진증뿐만 아니라 아직 진단이나 치료되지 않은 갑상선 기능 부전과 연관되어 있을 수 있다. 증거를 통해 알 수 있듯이, 심장이 최적으로 기능하는 데 갑상선 호르몬의 균형은 필수적이다.

갑상선은 신체를 조절하는 역할을 한다. 그러므로 갑상선이 완벽하게 기능하게 되면, 심장 질환을 예방하고 심장혈관 계통의 질환을 치료하는 데 도움이 된다. 갑상선 질환들은 심장의 정상적인 기능에 직접적으로 영향을 미치기 때문에 심각한 증상들과 심장 합병증들을 일으킬 수 있다. 갑상선 기능 저하증이나 항진증과 같은 갑상선 기능 장애는 심장혈관 계통의 건강에 부정적인 영향을 미칠 수 있고, 심장 질환을 일으키는 위험 요인들이 될 수 있다. 갑상선 호르몬인 T4와 T3(18페이지 참조)는 심장의 기능과 심장혈관 계통의 혈류를 관리하는 데 중요한 역할을 한다.

이 장에서 당신은 갑상선과 갑상선 호르몬들이 심장이 최적으로 기능하는 데 얼마나 중요한지에 대해 전반적으로 살펴보게 된다. 이 장은 갑상선 기능 저하증이나 항진증과 같은 갑상선 기능 부전에서 볼 수 있는 증상들이 심장에 어떤 영향을 미칠 수 있는지 그리고 갑상선 기능 부전과 관련된 심장혈관 계통의 위험 인자들에는 어떤 것들이 있는지에 대해 설명하고 있다. 게다가 이 장을 통해 당신은 여러 가지 중요한 검사와 효과적인 치료법을 알게 될 것이다.

T4와 T3의 중요성

건강한 심장과 심장혈관 계통은 충분한 수치의 T3에 크게 의존한다. 이 활성 호르몬은 신진대사를 조절하고, 동맥 안에서 일어나는 과도한 지방 퇴적을 제거한다. 많은 연구자들은 일반적으로 T4를 하나의 비활성 프로호르몬으로 간주한다. 다시 말해서, 이것은 다른 호르몬을 위한 전구체로서 스스로 변한다. 신체에서 만들어지는 T4의 대부분은 T3로 전환된다(18페이지 참조). 그런 다음, T3는 심장과 같이 주로 T3를 사용하는 특정한 인체 장기들로 전달된다. 예를 들어 심장병과 같은 심각한 만성 질병들은 일반적으로 낮은 혈중 T3수치와 관련이 있다. 이것을 '낮은 T3 증후군(low T3 syndrome)'이라고 부른다. 세포를 중심으로 한 측면에서 일어나는 T3의 작용들은 심장에 중대한 영향을 미친다.

연구에 따르면, 백혈구 속으로 들어간 다음 혈액 속으로 들어가 박테리아와 바이러스를 공격하는 것은 T4가 아닌 T3인 것으로 밝혀졌다(이 세포는 심장의 단핵세포다). 그뿐만 아니라, 심장에서 활동하는 갑상선 호르몬의 가장 중요한 대상은 심장에 있는 칼슘 순환 단백질들이다. T3는 심장의 자가 수축(포스포람반, phospholamban) 조절과 칼슘(ATPase)의 운반 등과 같은 다른 심장 기능들을 조절한다. 만약 체내에 T3가 충분하지 않으면, 심장의 이완기능에 장애가 발생할 수 있다. 이 경우 심장 근육은 정상적인 방법으로 이완할 수 없을 것이며, 그 결과 심장에 혈액이 너무 천천히 혹은 너무 빨리 채워지게 될 것이다.

또한 T3는 미토콘드리아에 직접적으로 영향을 미치며, 미토콘드리아는 세포 내에서 에너지를 생성하고 세포의 기능을 돕는 막대 모양의 구조를 하고 있다. 게다가 T3의 수치가 낮을 경우, 심장 세포에 에너지를 공급하는 미토콘드리아는 포도당, 젖산 그리고 자유 지방산을 잘 흡수하지 못하게 된다. 반면, T3의 혈중 수치가 증가하게 되면, 심장의 수축력이 증가하여 심장 기능이 개선되고, 심장의 이완 기능이 향상되며, 전신 혈관의 저항이 감소되는 것으로 나타났다. 심장 박동수는 갑상선 기능이 최적이라는 것을 알려주는 가장 민감한 생리학적 측정치 중의 하나이며, T3의 혈청 수치와 관련이 있는 것으로 밝혀졌다.

당신도 알 수 있다시피, 의학적 연구에 따르면, 심장이 일상적인 활동을 하는 데 갑상선 호르몬들이 결정적인 역할을 하는 것으로 나타났다. 이제 갑상선 기능 저하증과 항진증이 심장 기능에 어떤 영향을 미치는지에 대해서 알아보자.

갑상선 기능 저하증과 심장

많은 과학적 연구들에 따르면, 갑상선 기능 저하증은 심장혈관 계통의 질환, 특히 심장 질환을 일으킬 위험을 증가시키는 것으로 나타났다. 심장은 갑상선 호르몬의 주요 대상이며, 갑상선 호르몬에 어떤 중대한 변화가 일어나면, 심장도 그에 따라 반응하게 될 것이다. 갑상선의 활동성이 낮아짐으로 인해 갑상선의 호르몬 생산이 감소하게 되며, 일반적으로 심장은 너무 천천히 뛰게 되고, 혈압은 변화하며, 혈청 콜레스테롤 수치는 상승하게 된다.

징후와 증상

갑상선 기능 저하증에 걸린 사람들은 심장혈관 계통과 관련된 특정한 징후와
증상이 나타날 수 있다.

- 내피에서 파생된 이완 요소의 감소
- 지구력 감소
- 이완기 고혈압(고혈압)
- 상승된 C−반응성 단백질(CRP)
- 피로
- 심장의 수축 장애
- 이완기 기능 장애

- 호모시스테인(아미노산) 증가
- 혈청 콜레스테롤 증가
- 전신 혈관 저항 증가
- 승모판 탈출증(하시모토 갑상선염을 가진 환자들에서 더 흔함)
- 좁은 맥압
- 서맥(느린 심장 박동수)

갑상선 기능 저하증과 심장혈관 계통의 합병증

심장 질환이 발병할 가능성을 나타내는 일련의 특정한 표식인자들이 있다. 만
약 당신이 다음에 열거된 위험 요인들 중 하나 이상으로 인해 고통받고 있다
면, 심장혈관 질환을 일으킬 가능성이 더 높아져 있음을 의미한다.

죽상 동맥 경화증 갑상선 기능 저하증을 가진 사람들은 동맥의 경화 정도(죽
상 동맥 경화증)가 높기 때문에, 심장 질환이 발병할 가능성이 높아질 수 있다.
실험에 따르면, 가벼운 갑상선 기능 저하증을 가진 환자들의 경우 복부 대동
맥의 죽상 동맥 경화증이 증가하는 것으로 나타났다.

심장 섬유모세포 갑상선 기능 저하증은 심장에 있는 섬유모세포들을 자극하
여 심장 판막을 비정상적으로 두꺼워지게 할 수 있으며(심근 섬유증), 갑상선
기능 항진증의 경우 반대의 현상이 일어난다. 심장 섬유모세포들은 심장에서

가장 큰 세포 그룹이며, 심장 근육이 구조적 · 생화학적 · 기계적 그리고 전기적 특성들을 갖는 데 기여한다.

콜레스테롤 한 연구에 따르면 TSH, 혈청 총콜레스테롤 그리고 LDL(나쁜 콜레스테롤)의 수치들 사이에 직접적인 관계가 있는 것으로 나타났다. 높은 콜레스테롤 수치는 갑상선에 영향을 받을 수 있으며, 이것은 심장 건강을 변화시킬 수 있다. 그뿐만 아니라 체내의 다른 동맥들 속에서도 플라크가 축적될 수 있기 때문에, 뇌졸중으로 이어질 수 있다.

크레아틴 키나제 임상 실험에서 갑상선 기능 저하증을 가진 환자들의 대략 30퍼센트에게서 혈청 크레아틴 키나제(심장에서 발견되는 효소)가 50퍼센트 정도 증가한다는 사실이 밝혀졌다. 심장 근육이 손상된 경우 크레아틴 키나제의 수치가 증가하며, 이는 심장마비가 발생한 후 몇 시간 내에 나타난다. 또한 심장 주변의 유체(심낭 삼출)는 알부민의 분포 증가와 갑상선 기능 저하증을 앓고 있는 환자에게서 흔히 발생할 수 있는 림프 제거율의 감소로 인해 발생할 수 있다.

낮은 T3 수치 인간과 동물 모두를 대상으로 한 임상 실험에 따르면, 갑상선 호르몬의 수치가 낮을 경우, 급성 심근 경색(심장마비)이 발생한 이후 예후가 더 좋지 않은 것으로 나타났다. 심장 발작 후 처음 1주일 동안에 자유 T3의 수치가 급격하게 감소하는 것으로 나타났다. 역T3의 수치 역시 증가했으나, 자유 T4의 수치는 정상적으로 유지된 것으로 밝혀졌다. 다른 연구에 따르면, 입원 중 그리고 퇴원 후 사망률은 T3의 수치가 낮고 역T3의 수치가 높은 환자들에게서 더 높았던 것으로 밝혀졌다.

스타틴(Statin) 이 약물은 심근병증(근육 질환의 일종)의 발병과 관련되어 있기 때문에, 일부 사람들은 혈중 콜레스테롤을 낮추기 위해 쓰이는 스타틴을 복용하는 데 어려움을 겪고 있다. 이 근육병증은 보조효소 Q-10의 낮은 수치와 관련되어 있으며, 스타틴에 의해 유발될 수 있는 근육병증은 가벼운 갑상선 기능 장애와 관련이 있는 것으로 밝혀졌다. 결과적으로, 스타틴을 복용하는 모든 환자들은 갑상선 기능 저하증을 검사해야 하며, 경우에 따라 치료를 받아야 한다.

진단 및 치료

당신이 심장 질환을 앓고 있는지를 확인하는 첫 번째 단계는 담당 의사를 찾아가 검사를 받는 것이다. 담당 의사는 진단을 내리기 위해 어떤 검사를 시행할지를 결정할 것이다.

① **심장초음파**(Echocardiogram : ECHO)
심장초음파는 전기적 자극이 심장 근육을 통해 어떻게 움직이는지를 측정하는 검사이며, 이를 통해 담당 의사는 심장 박동뿐만 아니라 심장이 혈액을 어떻게 뿜어내는지를 볼 수 있다. 심장초음파는 경증에서 중증에 해당하는 크기의 심낭 삼출(pericardial effusions)을 보여주며, 이 증상은 심각한 갑상선 기능 저하증을 가진 환자들의 대략 30퍼센트에게서 관찰할 수 있다. 그러나 심낭 출력은 일반적으로 감소하지 않는다. 갑상선 호르몬을 처방하게 되면, 심낭 삼출과 관련된 심장 주변의 유체는 일반적으로 몇 주에서 수개월 안에 해결된다.

② **심전도**(Electrocardiogram : ECG)
심전도는 심장 리듬을 평가하고, 심장으로 흐르는 심장혈류를 측정하고, 확대된 심장을 진단하고, 심장마비를 진단하는 데 사용되는 심장의 정적인 그림이다. 갑상선 기능 저하증을 가진 환자들에게서 일어나는 심전도 변화는 다음

중 하나를 포함할 수 있다.

수축기가 길어지면서 심실부정맥(불규칙한 심장 리듬)으로 이어진다.

낮은 전압

동서맥(Sinus bradycardia, 평균보다 느린 심장 박동수)

무증상성 갑상선 기능 저하증

무증상성(증상들이 감지되지 않은 채 진행되는) 갑상선 기능 저하증은 중증에 해당하는 갑상선 기능 저하증의 형태로 분류된다. 이 질환의 초기 단계에는 알아낼 수 있는 임상적 증상들이 극소수이거나 없다. 무증상성 갑상선 기능 저하증을 가진 환자들의 경우 일반적으로 TSH의 수치가 상승하지만 혈청 자유 T3, 자유T4 그리고 전체 T4의 수치는 정상이다. 무증상성 갑상선 기능 저하증의 발병률은 연령이 증가함에 따라 증가한다. 젊은 환자들의 경우 여성에게서 더 흔하며, 노년층에서의 발병률은 남성과 여성이 균등하다. 몇몇 연구들에 따르면, 심장 질환이 있거나 없는 사람들에게서 보이는 좋지 않은 예후와 무증상성 갑상선 기능 저하증 사이에는 강력한 연관성이 있는 것으로 나타났다. 만성 심부전증을 가진 환자들의 경우 TSH의 수치가 정상보다 약간 높으면, 심부전증이 악화될 위험이 증가하는 것으로 나타났다. 이것이 무증상성 갑상선 기능 저하증을 치료해야 하는 이유들 중의 하나다.

심장 질환을 앓는 환자들의 경우 갑상선의 신진대사 과정에 변화가 일어날 수 있다. 흥미롭게도 심장 질환을 가지고 있거나, 이미 심장 수술을 받았거나 혹은 심장마비를 일으켰던 환자의 경우, 갑상선 호르몬의 신진대사에 변화가 일어날 수 있다. 일반적으로 이 환자들의 자유 T3수치는 낮고, TSH와 자유 T4의 수치는 정상일 것이다. 그뿐만 아니라 심부전증을 가진 환자들의 혈청 T3수치는 일반적으로 감소하며, 이는 보통 이 질환의 심각도에 비례한다.

① 낮은 T3

만약 rT3에 대한 T3의 비율이 낮고 울혈성 심부전증을 가진 사람이 있다면, 이것은 사망률의 예측 인자가 된다. 연구에 따르면 환자에게 T3를 처방하게 되면, 환자의 심장박출량이 증가하고 전신 혈관의 저항이 감소하며 전체적으로 환자의 상태가 호전되는 것으로 나타났다. 심실성 빈맥(ventricular tachycardia)과 같은 비정상적인 심장 박동은 T3의 수치 감소 혹은 T3/T4의 비율 감소 그리고 rT3의 수치 증가와 관련이 있는 것으로 나타났다. 사실, 한 연구에 따르면 rT3의 수치 증가는 심장 발작 후 첫해 사망률의 가장 강력한 예측 인자인 것으로 나타났다. 또한 T3의 수치가 낮으면, 개방형 심장 수술 후 심방 세동(atrial fibrillation)과 같은 비정상적인 심장 박동의 발병이 예측 가능한 것으로 나타났다. 또한 낮은 T3의 수치는 심장 질환을 앓는 환자들에게 가장 강력한 사망 예측 인자이다. 다른 연구에 따르면, 갑상선 호르몬의 기능 장애는 확장성 심근병증(dilated cardiomyopathy, 심장이 점점 커져 최종적으로 심부전증으로 이어지는 증후군)의 진행에 중요한 역할을 하는 것으로 밝혀졌다. 연구에 참여한 대상자들에게 갑상선 호르몬 대체재를 처방한 결과, 상당한 개선이 있었다.

다시 말하지만 여러 측면에서, 특히 심장 질환을 예방하고 치료하는 데 환자가 최적의 갑상선 기능을 갖는 것은 아주 중요하다. TSH의 수치가 정상 범위의 상한선에 있는 여성들의 경우, TSH의 수치가 낮은 여성들에 비해 동맥경화가 증가했다. 이것은 그들의 심장 질환에 대한 위험을 증가시킨다. 이 연구는 폐경기 여성들을 대상으로도 행해졌다. 또한 T3는 심장의 유전자 발현을 조절하는 데 중요한 역할을 한다. 그뿐만 아니라, 갑상선 기능 저하증에서 나타나는 T3-매개 유전자 변화는 심부전증에서 일어나는 유전자 발현의 변화와 매우 유사하다.

② 징후와 증상

당신이 경험하고 있는 피로, 우울증, 일관된 체중 증가 또는 기억 장애 등과 같은 가벼운 증상들을 근거로 당신이 무증상성 갑상선 기능 저하증에 걸렸을 것이라고 믿는 담당 의사가 있다면, 담당 의사는 자신이 내린 진단을 정확히 하기 위해서 실험실 검사를 지시할 것이다. 만약 무증상성 갑상선 기능 저하증이 진단되면, 갑상선 기능을 최적화하고 심장 질환의 위험을 줄이기 위해서 치료하고 지켜봐야 한다.

심장혈관 계통과 관련 있는 무증상성 갑상선 기능 저하증의 또 다른 징후와 증상은 다음과 같다.

TSH의 수치가 대략 5mU/L 정도 증가함에 따라 콜레스테롤 수치도 증가한다.

동맥 경화율이 더 높아지며, 심장의 수축력과 전신 혈관의 저항이 변한다.

여성 환자들의 죽상 동맥 경화증 및 심장마비에 대한 독립 위험 인자

갑상선의 자가 항체검사 결과가 양성인 경우, 급성 심근 경색이 발생할 위험이 증가한다.

③ 치료

심장의 관점에서 봤을 때, 무증상성 갑상선 기능 저하증에 걸린 환자들을 갑상선 호르몬으로 치료할 것을 추천하는 연구들이 있다. 한 임상 실험에 따르면, 무증상성 갑상선 기능 저하증을 가진 환자들에게 갑상선 호르몬을 보충한 결과, 심장혈관 계통에서 발병할 수 있는 위험 인자들과 환자들의 삶의 질이 향상된 것으로 나타났다. 다른 연구에 따르면, 갑상선 호르몬으로 치료한 후, 지질(콜레스테롤)의 수치가 향상되었고, 심장에서 뿜어져 나오는 혈액에 대한 내성(전신 혈관 저항)이 감소되었고 심장의 자가 수축 능력(심장 수축) 또한 향상된 것으로 나타났다.

한 연구에 따르면, 무증상 갑상선 기능 저하증을 가진 여성 환자들의 경우

심장 질환에 의한 사망률과 비정상적인 혈청 지질수치가 더 흔한 것으로 나타났다. 마지막으로, 영국의 일반 개업의 연구 데이터베이스(GPRD)를 가지고 실행한 연구에 따르면, 무증상성 갑상선 기능 저하증을 레보티록신으로 치료한 70세 이하 사람들의 53퍼센트의 경우 심장혈관 질환으로 인한 사망뿐만 아니라 반복적인 흉통과 흉부의 불편함(허혈성 심장병 발병)도 감소한 것으로 나타났다.

낮은 T3 증후군은 급성 및 만성 심장 질환을 앓고 있는 사람들의 사망률을 예측할 수 있는 가장 강력한 인자인 동시에 독립적인 예후 인자인 것으로 밝혀졌다. 마찬가지로, 갑상선 기능은 정상이지만 심장 질환을 앓는 환자들의 T3 수치는 건강한 환자들의 T3 수치에 비해 낮은 것으로 밝혀졌다. 결과적으로, 무증상성 갑상선 기능 저하증을 가진 사람들의 갑상선 기능을 평가할 때 갑상선 호르몬의 수치들은 반드시 최적이어야 하며, T4와 함께 T3를 반드시 대체해야 한다.

갑상선 기능 저하증과 관련된 심장 질환의 위험 증가를 알려주는 다른 표지자

갑상선 질환들은 심장의 정상적인 역할을 직접적으로 바꿀 수 있으며, 그 결과 증상과 심각한 합병증을 야기하게 된다. 예를 들어, 심장 질환이 발병할 위험이 증가한다는 것을 알려주는 추가적인 주요 지표는 혈중 C-반응성 단백질(CRP)과 호모시스테인의 수치 증가다. 따라서 이 표지자들은 갑상선 기능 저하증과 연관될 수 있다. 활동성이 낮은 갑상선의 상태를 개선하면, 심장혈관 계통의 건강을 향상시킬 수 있다.

① C-반응성 단백질(CRP)

C-반응성 단백질은 신체의 염증 유무를 알려주는 표지자이며, 심장혈관 질환

을 위한 주요 위험 요인이다. CRP는 간에서 생산되고, 혈액 검사를 통해 측정된다. 동맥의 내막에 염증이 생겨 혈관 내부에 플라크가 형성되고, 결과적으로 혈관 내벽의 축소로 이어지는 경우, CRP수치들은 증가한다.

ⅰ) 수치 상승의 원인

CRP의 수치는 감염, 암, 루푸스, 혈관 부종(거대 세포 동맥염)으로 인한 고통, 류머티스 관절염, 골수염, 류머티스 열, 결핵 그리고 염증성 장 질환과 같은 많은 만성 질환들에 의해 상승하게 된다. 또한 폐경기의 여성들과 다낭성 난소 증후군(polycystic ovarian syndrome : PCOS)을 가진 일부 여성 환자들에게서도 CRP의 수치는 증가한다. 그뿐만 아니라 CRP의 수치 증가는 당뇨병과 고혈압을 일으키는 위험 요소가 될 수 있다. 환자의 심장 질환을 평가할 때, 담당 의사는 일반적으로 고감도-CRP(HS-CRP)라고 불리는 특별한 종류의 C-반응성 단백질 검사를 주문할 것이다.

ⅱ) 검사 결과

심장혈관 질환의 위험 및 CRP의 수치와 관련하여 미국심장협회는 다음과 같은 사항들을 권장했다. CRP의 수치가,

리터당 1mg 이하이면, 낮은 위험군으로 간주한다.

리터당 1~3mg이면, 보통으로 간주한다.

리터당 3mg 이상이면, 높은 위험군으로 간주한다.

리터당 10mg 이상이면, 심장마비나 심근 경색을 일으킬 위험이 높은 것으로 간주한다.

ⅲ) 치료

당신은 자연 식품, 식단, 비타민, 오메가-3 지방산, 허브 그리고 보충제들을 이용하여 CRP의 수치를 낮출 수 있다. 특히, 다음은 C-반응성 단백질을 낮

출 수 있는 방법들이다.

- 항생제(감염이 존재하거나 CRP의 수치가 매우 높은 경우)
- 아기용 아스피린, 1일 1정(먼저 담당 의사와 상담)
- 다낭성 난소 증후군을 가진 여성들을 위한 균형 있는 호르몬
- 보조 효소 Q-10
- 커큐민(하루 200~600mg)
- 생선 오일 혹은 EPA/DHA와 같은 필수 지방산(하루 1,000mg)
- 포도씨 추출물(하루 100~200mg)
- 녹차(하루 3컵)
- 적당한 운동
- 에스트로겐이 결핍되어 있는 폐경기 여성에게 에스트로겐을 처방
- 케르세틴(Quercetin)보충, 사과, 양파, 홍차와 같은 케르세틴이 들어 있는 음식이나 음료
- 로즈메리
- 콜레스테롤을 낮추기 위한 스타틴
- 갑상선 기능 저하증인 경우 갑상선 치료제

② 호모시스테인

갑상선 기능 저하증을 가진 사람들의 경우 호모시스테인 수치는 일반적으로 증가한다. 호모시스테인은 아미노산이며, 체내에서 그 수치가 높아지면, 혈관의 내피가 손상되어 기능 장애를 일으키게 된다. 따라서 이 과정은 혈관 및 심장 질환으로 이어질 수 있는 산화 스트레스(oxidative stress)의 원인들 중의 하나다.

산화 스트레스는 내부 염증과 이러한 염증의 산물로 생성되는 자유 라디칼을 묘사하는 데 사용되는 용어다. 호모시스테인의 수치가 높으면, 심장 관상 동맥의 내벽이 손상될 수 있으며, 손상으로 인해 혈관이 좁아지면서 신축성이

줄어들어, 결과적으로 동맥 경화(동맥이 '단단해지는' 상태)를 야기할 수 있다. 호모시스테인 수치가 증가하면, 동맥의 내피 세포에서 생성, 방출되는 산화질소의 생산이 줄어들 수 있으며, 이로 인해 심장 질환의 위험 인자인 고혈압으로 이어질 수 있다. 더 나아가, 일부 연구자들은 호모시스테인의 수치가 높아지면 동맥을 통과하는 혈액 흐름이 감소하고 혈액이 응고될 가능성이 높아지며, 이로 인해 혈전이 발생할 위험이 증가한다고 믿고 있다. 한 연구에 따르면, 고혈압이 있고 호모시스테인 수치가 높은 여성들은 혈압과 호모시스테인 수치가 정상에 가까운 여성들에 비해 심장마비나 뇌졸중에 걸릴 가능성이 25배 이상 높은 것으로 나타났다.

마지막으로, 호모시스테인의 수치가 증가하면 체내에서 일어나는 메틸화 반응이 감소하게 되며, 이로 인해 심장 질환뿐만 아니라 다른 질환들을 일으킬 가능성도 증가하게 된다.

ⅰ) 호모시스테인의 수치를 상승시키는 원인
다음은 호모시스테인의 수치가 높아지는 원인들이다.

의약품	비타민 B6, B12, 엽산의 영양 결핍
유전적 소인	신부전증
갑상선 기능 저하증	흡연
폐경기	독소

발병률에 있어서 호모시스테인의 수치는 유전적 결함에 의해 높아질 수 있으며, 이는 아마도 일부 사람들에게 호모시스테인을 분해하는 효소인, 메틸테트라하이드로엽산염 환원효소(methyltetrahydrofolate reductase)가 부족하다는 사실에서 기인할 것이다. 이 효소의 결핍으로 인해, 호모시스테인의 수치가 높아지며, 이를 방지하기 위해 특별한 유형의 엽산에 대한 필요성이 증가한다. 이 질환은 적어도 12퍼센트의 미국인들에게서 발생한다. 호모시스테인의

수치가 높으면 심장 질환과 뇌졸중뿐만 아니라 골다공증, 우울증, 기억 상실, 다발성 경화증, 유형 II 당뇨병, 신부전증, 류머티스 관절염, 전립선암 그리고 유방암에 걸릴 위험이 증가하는 것으로 밝혀졌다.

ii) 검사 결과

정상인의 경우 혈중 호모시스테인의 수치는 6~8μmol/l 이다. 이 범위를 벗어나지 않도록 조심해야 한다. 호모시스테인의 수치가 낮은 것은 수치가 높은 것만큼이나 위험할 수 있다.

iii) 치료

호모시스테인의 수치를 낮추는 방법으로는 다음과 같은 것들이다.

운동

브로콜리, 시금치, 방울양배추, 양배추, 청경채 그리고 콜리플라워 등을 많이 섭취하라(그러나 이러한 채소들을 너무 많이 섭취하면, T4가 T3로 전환되는 것이 감소할 수 있으며, 갑상선 기능에 부정적으로 영향을 미칠 수 있으므로 적당히 섭취하라.).

에스트로겐의 수치가 낮은 환자들에게 천연 에스트로겐을 이용한 대체요법을 권장하라.

에스-아데노실메티오닌(SAMe)을 하루에 200~400mg씩 복용하라.

스트레스 감소

비타민 B6, B12, 엽산 혹은 활성화된 형태의 엽산과 메틸테트라하이드로 엽산염, 그리고 활성화된 형태의 B6(피리독살-5-포스페이트) 등을 보충하라.

트리메틸글리신(trimethylglycine : TMG)을 하루 2회 400~500mg씩 복용하라.

연구자들은 엽산 보충제가 해마다 2만에서 5만 건의 심장병을 줄일 수 있을 것이라고 제안했다.

③ 낮은 TSH와 높은 T4

TSH의 수치가 낮아지고 T4의 수치가 높아지면, 인슐린 감수성이 향상되고, HDL(좋은 콜레스테롤)의 수치가 증가하며, 혈관 내피 세포의 기능이 더 좋아지는 것으로 나타났다. 한 연구에 따르면, T3를 처방하여 혈청 T3의 수치를 정상으로 회복하면, 유전자 발현에서 일어나는 변화는 원상회복되는 것으로 밝혀졌다. 심장은 자유T3의 감소에 매우 취약하기 때문에, T3와 T4를 병용한 갑상선 호르몬 대체 치료법은 심장 질환을 방지하고 치료하는 데 도움이 되는 것으로 밝혀졌다.

갑상선 기능 항진증과 심장

갑상선 기능 항진증 또한 신체에서 여러 가지 합병증들로 이어질 수 있다. 이 질환은 심장과 혈관 계통의 정상적인 기능들을 직접적으로 바꿀 수 있으며, 심각한 합병증들을 일으키는 원인이 될 수 있다. 갑상선 기능 항진증을 설명해 놓은 장에서 보았다시피, 활동성이 과다한 갑상선을 가진 환자들의 경우, 기존의 심장 증상들을 악화시킬 수 있으며, 혹은 심장 질환을 앓지 않은 건강한 심장에 새로운 질환을 발생시킬 수 있다. 심장 질환을 방지하고, 심장 혈관 계통의 증상들을 감소시키기 위해서 갑상선에 문제가 있는지를 확인하고, 올바르게 치료해야 한다. 갑상선 기능 항진증에 대한 자세한 내용은 3장을 참조하라.

징후와 증상

갑상선 기능 항진증과 관련된 증상 중에 당신이 알고 있어야 하는 많은 심장 혈관 계통의 증상들은 다음과 같다.

 심장과 관련된 가슴 통증(협심증)
 운동 불내성
 고혈압(수축기 고혈압)
 증가된 심장박출량
 불규칙한 심장 박동(심방 세동)
 심장의 두근거림, 증가된 심장 박동수(빈맥)
 폐동맥 고혈압
 호흡 곤란
 팔, 다리의 부기(부종)
 산화질소의 생산이 증가하면서 저항이 더욱 줄어들고, 이렇게 줄어든 저항으로 인해 이완기 압력이 감소하고 수축기 압력은 증가하며, 이로 인해 맥박압이 넓어진다.

갑상선 기능 항진증과 심장혈관 계통의 합병증들

갑상선 기능 항진증을 치료하지 않고 방치하면, 심장혈관 계통의 질환이나 심장 질환과 같은 다른 건강 문제들로 이어질 수 있다. 다음은 담당 의사가 갑상선 기능 항진증을 가진 환자에게서 찾을 수 있는 특정한 심장 징후들이다.

심장 비대 신체의 나머지 말단 부분까지 혈액을 제공하기 위해서 더 힘껏 혈액을 내뿜어야 하는 경우, 심장이 비대해질 수 있다. 비대해진 심장은 활동성이 과다한 갑상선과 관련이 있을 수 있다.

울혈성 심부전증   만약 당신의 심장이 신체의 장기들에게 혈액을 적절하게 내보낼 수 없으며, 수요를 충족할 수 없게 된다면, 아마도 당신은 울혈성 심부전증에 걸렸을 수 있다. 갑상선 호르몬의 신진대사에서 일어나는 변화는 많은 경우에서 울혈성 심부전을 동반한다. 울혈성 심부전증은 일반적으로 이미 근본적으로 심장 질환을 앓는 사람들에게서 발병하며, 갑상선 기능 항진증이 발병하기 전에 젊고 건강했던 사람들에게서는 그렇게 많지 않다.

수축촉진 효과(inotropic effect)   수축촉진 효과는 근육 수축의 힘을 변경하는 경우에 적용할 수 있다. 과도한 양의 갑상선 호르몬이 생산되면, 심근과 심장 수축에 직접적인 수축 촉진 효과가 나타난다.

불규칙한 심장 소리   불규칙한 심장 소리는 강화될 수 있고, 직직 긁히는 듯 소리가 나는 수축기 심장 소리는 흉골의 좌측 외곽을 따라 들을 수 있다. 신진대사의 속도가 정상적으로 복원되면, 증상과 징후는 대개 해결된다.

승모판 탈출증   승모판 탈출증은 심장이 수축하는 동안, 두 개의 승모판 밸브 뚜껑이 제대로 균일하게 닫히지 못하는 상태이며, 심장 잡음을 야기할 수 있다. 승모판 탈출증은 정상인들보다 그레이브스병이나 하시모토 갑상선염을 가진 환자들에게서 더 많이 발생한다.

말초 저항   말초 저항은 체내의 혈류에 대항하여 맞서는 물리력이다. 환자가 쉬고 있을 경우, 말초 저항이 감소하고 심장박출량은 증가한다. 갑상선 기능 항진증은 갑상선 호르몬의 생산량을 증가시키고, 이렇게 증가된 갑상선 호르몬에 의해 전체 말초 저항을 감소시킨다. 심장은 심장 박동수를 높여 낮은 말초 저항에 반응한다. 치료하지 않고 방치하면 심장 박동수가 증가하면서 뇌졸중에 걸릴 위험이 높아질 수 있다.

수축기와 이완기 압력　혈압은 혈액이 혈관을 통해서 움직일 때, 혈관 벽에 가하는 힘 혹은 압력의 양을 나타낸다. 수축기 혈압수치(위)는 심장이 박동하는 중에 혈액이 혈관 벽에 가하는 힘을 측정한다. 이완기 혈압수치(아래)는 심장 박동들 사이의 혈관 내부의 압력을 측정한다. 이 수치들은 호르몬의 수치에 영향을 받을 수 있다. 갑상선의 활동성이 과해지면, 수축기 혈압이 높아질 수 있다.

60세 이상의 갑상선 기능 항진증

심방 세동과 같은 불규칙한 심장 박동은 대부분 60세 이상의 갑상선 기능 항진증을 앓고 있는 환자들의 10~15퍼센트에게서 발생한다. 혈전을 생성시킬 위험(혈전색전증)이 증가하기 때문에, 특히 이전에 심장 질환, 고혈압, 혈전 혹은 폐색전증의 병력을 가진 환자의 경우, 심장 박동은 반드시 정상적으로 복원되어야 한다.

마찬가지로, 무증상성 갑상선 기능 항진증은 고령의 환자들에게서 종종 다르게 나타난다. 무증상성 갑상선 기능 항진증을 가진 고령의 환자들에게서 심방 세동이 발생할 위험이 더 높다. 다음은 무증상성 갑상선 기능 항진증과 관련되어 고령의 환자들에게서 일어날 수 있는 심장 질환들이다.

- 크고 작은 동맥의 탄력성 감소
- 좌심실 충만에 장애를 가져오는 이완기 기능장애
- 운동 중 발생하는 수축기 기능 장애
- 심장의 수축력 증가
- 심실 중격의 두께 증가
- 좌심실의 질량 지수 증가
- 좌심실 후벽의 두께 증가
- QT 간격의 연장

의학 연구에 따르면, 무증상성 갑상선 기능 항진증을 가진 55세 이상의 환자들에게서 알츠하이머 질환 및 기타 유형의 치매들이 발병할 가능성이 증가하는 것으로 나타났다. 이러한 양상은 갑상선 자가 항체검사 결과에서 양성 반응을 보이는 환자들에게서 더욱 흔하게 나타났다. 또한 무증상성 갑상선 기능 항진증을 치료하지 않은 노년층에 대한 장기간의 연구에 따르면, 모든 원인들에서 심장 질환의 발병 위험과 그로 인한 사망 위험이 증가하는 것으로 나타났다. 그러므로 무증상성 갑상선 기능 항진증은 반드시 치료해야 한다. 치료를 통해 다음과 같은 심장 기능들이 향상되는 것으로 나타났다.

- 심방과 심실의 조기 박동 감소
- 심장 박동수 감소
- 이완기에 나타나는 좌심실의 후벽 두께 감소
- 심실 중격의 두께 감소
- 좌심실의 질량 지수 감소

심장 박동수 증가, 수축력 증가, 혈류 증가, 혈액량 증가, 그리고 신체를 순환하는 혈액의 전신 혈관 저항의 감소 등에 의한 통합 효과로 인해 심장박출량은 50~300퍼센트까지 증가할 수 있다. 심장혈관에서 나타나는 증상과 징후가 갑상선 기능 항진증의 원인과는 무관하다는 것은 흥미로운 사실이다. 폐동맥 고혈압과 갑상선 기능 항진증을 가진 사람들은 우심실의 기능 상실과 관련이 있을 수 있다. 이 증상들은 과다한 신진대사(hyper-metabolism)로 인한 순환계의 수요 증가와 신체가 과도하게 만들어 내는 열을 감소시켜야 하는 필요성 때문에 발생한다. 적절한 치료가 이루어지면, 대개 이러한 합병증들의 대부분은 정상으로 되돌릴 수 있다.

치료

갑상선 기능 항진증의 치료는 항진증이 보여주는 각 증상들의 원인과 심각성에 달려 있다(69 페이지 참조). 갑상선 기능 항진증을 치료하게 되면, 심장 기능은 대개 정상으로 회복된다. 실제로, 심방 세동을 가진 사람들의 대략 60퍼센트는 심장 박동 회복술(cardioversion, 빠른 심장 박동을 정상 심장 박동으로 서서히 감속시키는 의료 시술) 없이 갑상선 기능 항진증을 치료한 후 4개월 이내에 심장 박동이 정상으로 전환되었다. 결과적으로, 근본적인 심장 질환이나 혈전과 관련된 이전의 병력이 없는 젊은 사람들에게는 대개 혈액 희석제를 주지 않는다. 환자가 심장 박동을 개선하기 위해서 복용한 치료제를 통해 심장 박동을 정상으로 전환하지 못할 경우, 갑상선 중독증을 진단받고 1년 후까지는 대개 심장 박동 회복술이 매우 성공적인 치료법이 될 수 있다.

아미오다론에 의한 갑상선 기능 장애
(Amiodarone-Induced Thyroid Dysfunction : AIT)

아미오다론은 심장 박동 기능 장애를 치료하기 위해 규칙적으로 처방되는 의약품이다. 이 의약품은 중량의 37퍼센트가 요오드로 되어 있으며, 반감기는 100일이다. 아미오다론은 요오드 함유량 및 화학 구조가 갑상선 호르몬과 유사하기 때문에, 갑상선의 기능 이상을 유발할 수 있다. 만약 당신이 갑상선 자가 항체검사 결과에서 양성 반응을 보이게 된다면 위험은 더욱 커진다. 아미오다론에 의한 갑상선 기능 저하증은 세계적으로 요오드가 충분한 지역들에서 더 흔하게 발생한다. 우선 TSH의 수치는 정상일 것이며, 갑상선의 기능은 저하될 것이다.

또한 아미오다론은 갑상선 기능 항진증을 야기할 수도 있다. 아미오다론에 의한 갑상선 기능 항진증은 세계적으로 요오드가 결핍된 지역들에서 더 자주 발생한다. 아미오다론에 의한 갑상선 중독증에서 볼 수 있는 첫 번째 증상들은 심실흥분성(심장의 흥분성)의 새로운 발병이나 재발, 심부전 증상들의 재발이나 악화 그리고/혹은 쿠마딘(coumadin, 혈액 희석제) 필요 용량의 변화 등이 있을 수 있다. 아미오다론에 의한 갑상선 중독증에는 두 가지 형태가 있다.

AIT 유형 I 은 요오드가 결핍된 지역에서 더 흔하게 발생하며, 기존의 갑상선 이상들과 관련이 있다.

AIT 유형 II 는 갑상선 질환에 대한 병력이 없는 사람들에게서 발생하는 파괴성 혹은 아급성 갑상선염이다.

결론

당신이 이 장에서 보았다시피, 제대로 기능하는 갑상선과 심장혈관 계통의 건강 상태 사이에는 중요한 관계가 있으며, 이 관계는 연령이 높아짐에 따라 점점 더 중요해진다. 갑상선이 기능 장애를 일으킬 때, 심장에 어떤 일이 생기는 지를 이해하는 것은 생사의 문제일 수 있다. 징후들을 인식하고 해마다 규칙 적으로 검진하고 적절한 질문들을 함으로써, 당신의 삶을 몇 년 정도 더 연장 할 수 있다. 갑상선이 제대로 기능하지 않을 경우, 무엇을 해야 할지를 아는 것은 중요하다. 게다가 갑상선이 최적으로 기능하기 위해서는 적절한 영양 섭 취가 필요하다. 희망컨대 이 장에서 제공하는 정보들을 통해 당신에게 적합한 옵션들을 찾을 수 있기를 바란다.

9

갑상선 호르몬과
소화기 건강

이미 배웠다시피, 체내에서 일어나는 모든 생물학적 기능은 갑상선의 건강 여부에 달려 있으며, 소화 과정 또한 예외는 아니다. 전반적인 건강 상태에서부터 일상에서 섭취하는 식단에 이르기까지 많은 요인들이 소화에 영향을 줄 수 있지만, 갑상선이 제 기능을 발휘하고 적절한 양의 갑상선 호르몬을 생산하지 못한다면, 소화기는 정상적으로 기능할 수 없다. 또한 갑상선의 기능이 더욱 원활해지기 위해서 소화기 계통은 건강해야 한다.

우선, 이 장에서는 갑상선과 소화기 사이의 중요한 연관성을 살펴보고, 두 시스템이 제 역할을 다하지 못할 때 흔히 발생할 수 있는 문제들을 검토할 것이다. 다음으로 갑상선과 관련된 추가적으로 발생할 수 있는 몇 가지 소화기 계통의 장애들을 분석할 것이다.

갑상선과 소화기 계통은 어떻게 상호 작용을 하는가?

갑상선이 제 기능을 하지 못할 때 발생할 수 있는 증상들에 대해 열거한 목록들(2장과 3장 참조)을 살펴본 적이 있다면, 소화기와 연관된 몇 가지 장애들이 그 증상들 속에 들어 있는 것을 보았을 것이다. 이것은 갑상선이 신진대사율(체내에서 일어나는 반응속도)에, 그리고 소화 과정에 두드러진 영향을 미칠 수 있기 때문이다.

① 갑상선 기능 항진증

갑상선 기능 항진증일 경우, 갑상선이 과도하게 활동하기 때문에 신체 기능은 '높은' 쪽으로 가는 경향을 띠게 된다. 갑상선 기능 항진증으로 인해 소화 과정 과 연동 운동(소화기 계통을 통해 음식을 움직이게 하는 물결 모양의 근육 수축)이 가속되기 때문에 대변은 소화기 계통에서 정상 속도보다 더 빨리 통과하는 경 향을 띤다. 일반적으로 체내 노폐물이 소화기 계통을 따라 아래로 이동할 때, 일정량의 수분이 신체 노폐물에서 빠져나와 대장으로 흡수되기 때문에 대변 이 더 단단해지기는 하지만 체외로 쉽게 빠져 나가지 못할 정도로 그렇게 단 단해지지는 않는다. 그러나 체내 노폐물이 소화기 계통을 통과하는 이동 시간 은 대변의 단단한 정도에 영향을 미친다. 만약 체내 노폐물이 대장에서 평상 시보다 더 빨리 움직이면, 극히 소량의 수분만이 체내 노폐물에서 대장으로 흡수되기 때문에, 대변이 묽어지는 원인이 된다. 이 상태를 설사라 한다.

내장 기관을 이해하기

삶의 전반에 걸쳐 건강한 정신적·육체적 조화를 추구하고 행복한 삶을 영위하려면, 소화기 계통이 건강해야 한다는 것이 최근 몇 년 동안에 걸쳐 명백해졌다. 놀랍게도, 면역 체계의 최 대 70퍼센트 정도가 소화기 계통에 거점을 두고 있다. 면역 체계는 복잡할 뿐만 아니라 이 책 이 다루는 범위를 벗어나 있다. 내장 기관에 서식하는 플로라(flora)라고 불리는 100조 정도의 박테리아들이 면역체계를 지원하고, 이에 상당한 영향을 미친다. 만약 플로라가 없다면, 면역 체계는 위태로워질 것이다. 불행하게도, 내장 기관에 서식하는 모든 박테리아들이 면역 체계 를 강하게 유지하거나 건강에 도움을 주는 것은 아니다. 박테리아들 중에는 건강에 유익한 '좋 은' 박테리아도 있고, 건강에 해가 되는 '나쁜' 박테리아도 있다. 좋은 박테리아는 영양분의 흡 수와 신진대사를 도울 뿐만 아니라 영양분이 혈류 속으로 잘 들어갈 수 있도록 해준다. 반면, 나쁜 박테리아는 고통스러운 가스 형성, 복부 팽만감 그리고 염증의 원인이 될 수 있다. 연구 를 통해 밝혀진 더욱 심각한 문제점은 건강에 해가 되는 박테리아들이 내장 점막을 손상시킬 수 있는 화학 물질들을 배출한다는 것이다. 이로 인해 소장의 점막이 손상되면서 점막 구조가 조밀하지 못하게 되면 음식물 입자, 체내 노폐물 그리고 독소들이 이미 손상된 내장 점막을 통해 혈류 속으로 '스며들게 되는' 질환인 '누출 장기 증후군(leaky gut syndrome)'으로 이어질 수 있는 것으로 나타났다. 194페이지에서 배우게 되겠지만, 건강한 내장 박테리아는 다른 측면에서 삶의 전반에 걸쳐 건강한 정신적, 육체적 조화를 추구하고 행복한 삶을 영위하기 위해 중요하다. 이 박테리아들은 갑상선 호르몬 T4를 T3로 쉽게 전환할 수 있게 해준다. T3는 T4보다 약 5배 정도 강한 호르몬이기 때문에, 체내에서 일어나는 모든 신진대사 과정을 조절하는 데 매우 중요하다.

4R 프로그램

소화기 계통의 건강 즉, 건강한 내장 기관은 당신의 전반적인 건강을 위해서 결정적으로 중요하기 때문에, 당신은 내장 기관을 치료하는 데 확실히 도움이 되는 4R 프로그램을 따라 하고 싶을 수도 있을 것이다. 기능 의학 전문가들은 누출 장기 증후군의 진단에 필요한 여러 가지 검사들을 주문할 수 있고 치료에 도움을 줄 수 있다. 일반적으로 4R 프로그램은 제거, 대체, 재증식 그리고 회복이다.

제거(Remove): 중요한 첫 번째 단계는 불균형의 원인을 제거하는 것이며, 원인들로는 병원성 미생물이나 알레르기가 있는 음식 등이 여기에 해당할 수 있다.

대체(Replace): 염산, 소화 효소들, 약초 치료법 등으로 대체하는 것 또한 매우 중요하다. 산성은 신체에 아주 중요한 역할을 한다. 산성은 당신이 먹은 음식을 살균하고, 위장과 췌장에서 분비된 효소들이 단백질을 분해하는 데 도움을 주는 단백질의 변성을 증가시키는 등을 포함한 많은 기능들이 있다.

재증식(Repopulate): 건강에 유익한 박테리아가 위장관 계통에 다시 살 수 있게 하는 것은 중요하다. 살아있는 미생물로 만들어진 보조 식품인 프로바이오틱스(probiotics, 활생균)는 내장의 미생물 균형을 개선하여, 신체에 유익한 영향을 미친다. 흔히 볼 수 있는 프로바이오틱스에는 락토바실러스(lactobacillus, 유산균), 비피도 박테리아(bifidobacteria, 비피더스균) 그리고 효모균(saccharomyces) 등이 있다.

회복(Repair): 위장관 계통이 스스로 회복하는 데 도움을 주는 영양소들이 있다. 글루타민은 소장에서 활동하는 탁월한 영양소로서, 내장 점막의 성장을 촉진하고, 점막 위축을 막고, 체내 산-염기 균형을 유지하는 데 중요한 역할을 한다. 또한 금식 또한 누출 장기 증후군을 치료하는 데 도움이 되는 것으로 나타났다. 금식을 하는 동안 체내 백혈구의 활동성은 증가한다. 이를 통해 순환성 면역 복합체들은 더 효과적으로 제거되며, 염증과 누출 장기 증후군은 감소한다. 따라서 양파와 청록색 해조류에 들어 있는 케르세틴(quercetin) 등과 같은 약초 요법 또한 임상적으로 누출 장기 증후군을 치료하는 데 도움이 되는 것으로 나타났다.

② 갑상선 기능 저하증

다른 한편으로, 갑상선의 활동성이 낮아질(갑상선 기능 저하증) 경우, 소화 과정을 포함한 신체에서 일어나는 모든 과정들은 느려지는 경향을 띠게 된다. 체내 노폐물이 소화기 계통을 통과하는 속도가 너무 느리면, 신체는 소화기 계통을 따라 움직이는 신체 노폐물에서 점점 더 많은 수분을 흡수한다. 대변은 딱딱하고 건조해지며, 결과적으로 배변이 어렵고 고통스러워지게 된다. 이 상태를 변비라 한다.

③ 건강한 내장 기관

이제 당신은 활동성이 낮거나 과도한 갑상선이 내장 기관에 어떤 영향을 미칠 수 있는지를 살펴보았다. 그러나 내장 기관 또한 갑상선의 기능에 영향을 줄 수 있다. 1장을 통해 당신은 갑상선이 T3보다 T4를 더 많이 생산한다는 것을 알고 있을 것이다. 갑상선은 T4를 T3로 전환하기 위해 다른 내장 기관과 체내 시스템이 필요하다. 이 전환의 대략 20퍼센트는 내장 기관에서 이루어진다. 비록 과학자들은 생명 유지에 필수적인 이러한 전환이 일어날 수 있게 하는 일련의 과정들에 대해서 정확히 알지 못하지만 T4가 T3로 전환되는 것을 돕는 건강한 내장 플로라('좋은' 박테리아)를 발견했다(좋은 박테리아에 대한 자세한 내용은 198페이지에 Box 참조). 그러나 나쁜 박테리아로 인해 갑상선의 수치는 신체가 필요로 하는 수치보다 높지 않을 수 있다. 따라서 내장 기관이 갑상선을 필요로 하는 것처럼, 갑상선도 내장 기관이 필요하다.

내장 기관과 갑상선 사이의 상호 작용은 복잡하다. 예를 들어, 내장 기관은 갑상선이 자신의 고유 업무를 수행하는 데 필요한 영양분들을 흡수할 수 있을 만큼 충분히 건강해야 한다. 만약 소화기 계통에 염증이 생기거나 소화기 계통이 갑상선의 기능에 결정적인 역할을 하는 영양분들인 요오드와 셀레늄을 흡수할 수 없게 되면, T3와 T4의 생산이 감소하게 될 것이고, 소화기능을 포함한 신진대사가 느려지게 될 것이다.

소화 기능에 문제가 생기고, 이 문제들이 치료에 반응하지 않을 경우, 당신은 갑상선 기능을 검사해야 한다. 소화 기능을 정상적으로 복원하는 데 중요한 부분은 갑상선이 가진 문제들을 해결하는 것이다. 마찬가지로 갑상선이 자신의 수요를 충족할 수 있도록 당신은 소화기 계통의 건강을 지켜야 한다.

위산 역류 질환

갑상선 기능 저하증(갑상선 호르몬의 불충분한 생산)을 앓는 환자들은 산성 위액이 위장에서 식도로 역류하면서 발생하는 속쓰림(가슴 부위가 타는 듯한 통증)을 경험하기 때문에 자주 제산제를 복용한다. 이러한 증상들이 일주일에 두 번 이상 발생할 경우, 이 질환을 위산 역류 질환 혹은 위식도 역류 질환(gastroesophageal reflex disease : GERD)이라고 한다.

① 갑상선 기능 저하증은 식도에 어떤 영향을 미치는가?

소화기 계통에서 무슨 일이 일어나고 있는지를 이해하기 위해서 소화 생리학에 대해 조금 알아야 한다. 근육으로 이루어진 튜브 모양의 식도는 인후와 위장을 연결한다. 일반적으로, 하부 식도 괄약근(lower esophageal sphincter : LES)이라 불리는 계폐를 조절하는 링 모양의 근육은 위장과 연결되는 식도의 가장 아래 부분에 존재하며, 위장에 있는 산성 위액뿐만 아니라 다른 내용물들이 식도를 지나 인후까지 역류하는 것을 방지한다([그림 9.1] 참조). 만약 누군가가 갑상선 기능 저하증에 걸리게 되면, 하부 식도 괄약근뿐만 아니라 식도의 윗부분에 존재하는 상부 식도 괄약근(upper esophageal sphincter : UES)도 느슨해지며, 계폐가 적절하지 못하게 된다. 이로 인해 위장에 있던 위산을 포함한 내용물들이 위장에서 식도로, 즉 식도를 따라 위쪽으로 흐르게 된다. 갑상선 기능 저하증은 신체에서 일어나는 모든 활동들의 속도를 느리게 하기 때문에, 음식물이 위장에서 정체되는 시간이 길어지며, 이 때문에 더 많은 위산이 위장에서 식도로 역류하게 된다. 위산 역류의 증상들에는 속쓰림뿐만 아니라 가슴 통증, 호흡 곤란, 연하 곤란, 쉰 목소리, 인후염, 마른기침 그리고 음식이나 시큼한 액체의 역류 등이 있다.

② 치료

갑상선 기능 저하증을 가진 환자들 중에서 위장에서 위산이 너무 많이 분비된다고 생각하는 환자들은 제산제를 자주 복용한다. 불행하게도 위산의 과잉 생산이 문제가 되지 않는 이상, 이러한 접근은 항상 도움이 되지는 않는다. 사실, 갑상선 기능 저하증을 가진 환자들에게서 위산 분비를 촉진하는 가스트린(gastrin)의 수치가 비정상적으로 낮은 경우를 자주 관찰하게 된다. 또한 그런 환자들은 위산의 수치도 건강한 사람보다 낮은 것으로 밝혀졌다. 또한 위산 분비가 점점 더 낮아짐으로써 제산제와 다른 약물들은 음식을 제대로 분해하

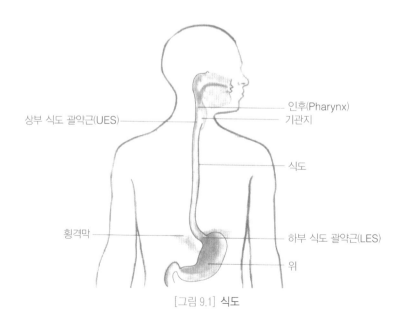

[그림 9.1] 식도

거나 흡수하지 못하는 환경을 만들게 될 것이며, 이로 인해 갑상선이 호르몬을 생산하는 데 필요한 영양소를 흡수하지 못하기 때문에 영양 결핍을 초래하게 될 것이다. 게다가 갑상선 기능 저하증을 치료하는 데 쓰이는 치료제인 레보티록신이 체내에서 자연적으로 생성되는 갑상선 호르몬 T4와 동일한 형태가 되기 위해서는 위산이 필요하다. 만약 제산제나 갑상선 기능 저하증 때문에 위산이 부족해지면, 레보티록신은 생각만큼 그렇게 유익하지 않을 수 있다는 것을 알게 될 것이다.

헬리코박터 파일로리(Helicobacter Pylori, H. pylori)

헬리코박터 파일로리균에 의한 감염으로 인해 갑상선 기능 저하증이 있는 일부 사람들에게서 속쓰림이 유발되거나 악화될 수 있다. 헬리코박터 파일로리균은 인간에게서 발견되는 가장 흔한 만성 세균성 병원균이다. 갑상선 기능 저하증을 앓고 있는 많은 사람들이 헬리코박터 파일로리균에 의해 감염되는 메커니즘에 대해서는 아직 확실히 밝혀진 바가 없다.

① 헬리코박터 파일로리 그리고 갑상선 기능 저하증

미국에서 갑상선 기능 저하증의 가장 흔한 원인은 하시모토 질환이며, 일부 연구들에 따르면 헬리코박터 파일로리균이 하시모토 질환과 같은 자가 면역 질환을 유발할 수 있는 것으로 나타났다. 확실히, 헬리코박터 파일로리균은 일반 사람들보다 하시모토 질환을 앓고 있는 사람들에게 더 많은 영향을 미친다. 또한 갑상선 기능 저하증을 앓고 있는 환자들이 자주 복용하는 위산제거제는 헬리코박터 파일로리균이 번성할 수 있는 이상적인 조건을 만들어 내는 것으로 알려졌다. 「뉴잉글랜드 저널 오브 메디슨(*New England Journal of Medicine*)」에 발표된 5년 동안의 연구 결과에 따르면, 처방전 없이 살 수 있는 위산제거제를 복용하고 있는 환자들에게서 헬리코박터 파일로리균의 감염률이 59퍼센트에서 81퍼센트로 증가한 것으로 나타났다. 속쓰림은 이 박테리아와 관련된 단지 하나의 가능한 증상일 뿐이다. 복부 팽창에서 복부 통증에 이르기까지 다른 증상들 역시 나타날 수 있다(헬리코박터 파일로리 박테리아에 대해 더 자세히 알고 싶다면 아래의 Box를 보라).

② 치료

갑상선 기능 저하증과 관련된 위산 역류가 종종 완화될 수 있다는 것은 희소식이다. 갑상선 호르몬 치료제로 갑상선 기능 저하증을 치료해서 T3와 T4의 수치들이 정상으로 돌아오면, 대개 하부 식도 괄약근의 적절한 장력도 회복된다. 이것은 위산이 식도로 빠져 나가는 것을 방지한다.

헬리코박터 파일로리 − 과소평가된 소화 불량 환자

앞에서 당신은 위염의 원인이 될 수 있는 박테리아, 즉 헬리코박터 파일로리균이 속쓰림뿐만 아니라 기타 소화 문제들을 일으킬 수 있다는 사실을 알게 되었다. 당신은 또한 헬리코박터 파일로리균에 의한 감염이 전 세계에서 가장 흔한 감염들 중 하나라는 사실과 함께, 일반인보다 갑상선 기능 장애가 있는 사람들에게서 더 흔하다는 사실도 알게 되었다. 이러한 헬리코박터 파일로리균의 유병률에도 불구하고, 진단받지 못하고 지나가는 경우가 아주 흔하게 나타난다.

헬리코박터 파일로리균에 감염된 사람들의 일부에게서는 증상이 나타나지 않기 때문에, 이 균에 대한 인지도는 낮다. 증상이 없는 경우, 감염은 위장의 일부분에서 대개 식품을 매개로 한 세균이나 오염된 도구 때문에 발생하며, 아무도 그 존재를 인식하지 못할 정도로 낮은 수준에서 국부적으로 일어난다. 하지만 일부 다른 사람들에게는 박테리아가 복통, 위산 역류, 더부룩함, 구역질, 구토, 식욕 상실, 그리고 체중 감량을 포함한 여러 가지 고통스러운 문제들로 이어질 수 있다. 때때로, 이러한 증상들은 심각한 장애들을 암시하기도 한다. 사실, 헬리코박터 파일로리균은 위궤양을 앓고 있는 환자들의 60∼100퍼센트에게, 그리고 십이지장궤양을 앓고 있는 환자들의 90∼100퍼센트에게 실제로 존재한다. 또한 이 균은 위암 및 림프종과 관련이 있다.

헬리코박터 파일로리균에 의한 감염은 증상이 없는 경우가 많기 때문에, 담당 의사는 자주 어떤 치료도 추천하지 않는다. 그러나 이 박테리아는 때때로 심각한 질환들을 초래하기 때문에, 담당 의사는 이 미생물 병원체에 대한 진단과 치료에 점점 더 관심을 가져야 한다. 진단을 위해서 내시경 검사, 호흡 검사, 혈액 검사, 그리고 아주 정확한 대변 항원 검사 등 여러 가지 검사들이 현재 가능하다. 일단 진단되면, 헬리코박터 파일로리균에 의한 감염은 일반적으로 항생제들의 조합으로 치료가 가능하다. 일부에서는 아연과 카르노신(아미노산)의 조합을 사용하여 헬리코박터 파일로리균을 치료하기도 한다.

만약 당신이 헬리코박터 파일로리균에 의한 증상들 중 어느 것을 앓고 있다면, 이 흔한 박테리아를 검사해야 한다. 이 박테리아는 위험한 결과들을 초래할 수 있기 때문에, 검사 결과가 양성이라면 즉시 치료해야 한다.

갑상선 호르몬으로 치료하면, 가스트린과 위산의 수치들을 정상화할 수 있다. 헬리코박터 파일로리균이 문제라면 대개 해결책으로 항생제가 제시되고, 치료를 통해 감염과 속쓰림은 사라진다.

만약 당신이 만성적인 위산 역류를 앓고 있다면, 이 질환이 항상 위산 과다로 인한 것은 아니며, 위산 제거제나 그와 유사한 의약품들이 해답이 아닐 수 있음을 명심해야 된다. 갑상선 질환을 진단받은 경우, 갑상선 기능 장애를 교정하게 되면 소화 기관도 역시 진정된다는 것을 알게 될 것이다. 갑상선 질환을 앓고 있는 사람들은 증상이 있음에도 헬리코박터 파일로리균을 거의 검사하지 않기 때문에, 담당 의사는 모든 가능한 원인과 치료법을 고려해야 한다.

복강 질환

갑상선 질환이 소화기 계통의 건강과 관련이 있다는 것을 증명하는 또 다른 방법은 복강 질환의 발생률을 이용하는 것이다. 복강 질환은 하나의 자가 면역 질환으로서 밀, 보리 혹은 호밀에 함유되어 있는 단백질인 글루텐과 이러한 성분들로 만들어진 제품들을 섭취할 때 발생한다. 글루텐이 위장관 계통에 도달하면 소장에서 면역 반응들이 일어나며, 그 결과 설사, 복부 팽창, 복통 그리고 체중 감소 등을 포함한 증상들이 발생할 수 있다. 시간이 지남에 따라, 이러한 면역 반응으로 인해 소장의 내벽에 염증이 발생하고, 소장은 영양분을 적절하게 흡수하지 못하게 된다. 이 상태는 흡수 장애(malabsorption)로 알려져 있다.

① 복강 질환과 갑상선 질환

복강 질환을 앓고 있는 환자들의 상당수에게서 하시모토 질환(갑상선 기능 저하증의 한 유형)이나 그레이브스병(갑상선 기능 항진증의 가장 흔한 형태)과 같은 자가 면역 갑상선 질환(autoimmune thyroid disease : ATD)을 보게 된다. 사실, 복강 질환을 앓고 있는 사람들은 복강 질환이 없는 사람들보다 자가 면역 갑상선 질환에 걸릴 가능성이 거의 4배 정도 더 높다. 그 반대 또한 사실이다. 자가 면역 갑상선 질환을 앓는 사람들은 일반 대중들보다 복강 질환을 일으킬 가능성이 훨씬 더 크다. 복강 질환 연구원, 알레시오 파사노(Alessio Fasano) 박사가 수행한 한 연구에 따르면, 새로이 복강 질환을 진단받은 사람들의 절반 정도에게 갑상선 기능 장애가 있었던 것으로 나타났다.

지금까지 과학자들은 자가 면역 갑상선 질환과 복강 질환에 연관성이 있는 이유를 확실히 밝혀내지 못하고 있다. 과학자들 중의 일부는 복강 질환과 자가 면역 갑상선 질환을 앓고 있는 사람들에게 유전적 소인이 있다고 가정했다. 다른 일부는 활성 복강 질환을 앓는 사람들에게서 볼 수 있는 항조직−트랜스글루타미나제(항−tTG, Anti−Tissue−Transglutaminase) 항체가 갑상선 조직에 결합하고 반응하여, ATD의 발병을 자극할 수 있다는 사실을 관찰했다.

일부 의사들은 근본적인 복강 질환이나 글루텐에 대한 민감도 때문에 하시모토 질환이 발생할 수도 있다고 믿고 있다. 어떠한 메커니즘이 수반되든지 간에, 자가 면역 갑상선 질환과 복강 질환의 연관성은 거듭되는 연구들을 통해 잘 확립되어 있다.

글루텐이 함유되어 있지 않은 식단

글루텐이 함유되어 있지 않은 식단을 선택하는 것이 자가 면역 갑상선 질환을 앓고 있는 사람들에게 종종 도움이 된다. 그리고 물론 복강 질환이나 글루텐에 민감한 사람들은 글루텐이 함유되지 않은 음식들을 고수해야 한다. 글루텐이 함유된 곡물들과 그러한 곡물들로 만들어진 다음과 같은 제품들은 피해야 한다.

- 보리
- 불구르 밀(Bulgur wheat)
- 쿠스쿠스(보통 밀로 만들어진 것)
- 외알밀(밀의 한 종류)
- 카무트(밀의 한 종류)
- 밀, 호밀 혹은 보리로 만든 파스타
- 호밀
- 세몰리나(밀의 단단한 부분)
- 스팰트밀(밀의 한 종류)
- 라이밀(밀의 하이브리드)
- 밀

다음 곡물들과 곡물 대체물들은 글루텐이 없는 식단에서 섭취할 수 있다.

- 아몬드 가루
- 아마란스
- 메밀
- 코코넛 가루
- 옥수수
- 옥수수 전분
- 수수
- 감자 가루
- 명아주
- 쌀(흰색, 갈색, 와일드)
- 사탕수수
- 테프

글루텐이 함유된 곡물이나 이러한 곡물의 가루를 피하는 것 외에도, 이러한 곡물로 만들어진 가공 식품들을 알고 있어야 한다. 예를 들어, 대부분의 간장은 발효된 밀로 만들어지기 때문에, 글루텐이 함유되지 않은 상표를 찾아야 한다. 많은 소스들, 스프들 그리고 일부 조미료들은 ─ 심지어 케첩과 겨자 ─ 글루텐이 들어 있는 증점제를 사용한다. 글루텐이 함유되지 않은 천연 귀리는 자주 가공 과정에서 교차─오염되기 때문에, 글루텐을 섭취할 수 없는 사람들을 위해 만들어진 상표를 찾아야 한다. 글루텐에 대해 설명해 놓은 식품 포장 라벨을 주의 깊게 읽어라. 그리고 의심스러울 경우, 더 자세한 정보에 대해 제조업체에 문의하라.

② 치료

다행스럽게도 갑상선 자가 면역 질환과 복강 질환이 서로 관련되어 있는 것처럼, 두 질환을 모두 앓고 있는 사람들을 위한 하나의 유사한 치료법이 있다. 글루텐이 들어 있지 않은 식단은 복강 질환을 앓고 있으면서 글루텐에 민감한 사람들에게 아주 중요하다. 복강 질환을 앓고 있는 사람들이 글루텐이 함유되지 않은 식단을 따른다면, 복강 질환이 현재 존재하고 있으며, 활성화되어 있다는 것을 암시하는 항-tTG 항체가 감소하고, 결국 사라질 수 있을 것이다. ATD를 앓고 있는 사람들이 글루텐이 없는 식단을 따를 경우, 갑상선 자가 면역 항체의 수치들이 감소하는 것으로 나타났다. 복강 질환과 하시모토 질환을 모두 앓고 있는 사람들 중 글루텐이 없는 식단을 따랐던 환자들의 일부 경우들에서 갑상선 기능은 정상으로 돌아왔고, 그들은 갑상선 호르몬 치료제를 더 이상 복용하지 않았던 것으로 나타났다. 일반적으로, 자가 면역 질환은 평생 동안 치료가 필요하기 때문에 이러한 유형이 완전히 회복되기는 극히 드물며, 많은 임상 의사들은 글루텐이 없는 식단을 따르는 것이 이런 형태의 ATD를 앓고 있는 사람들에게 필수적이라고 언급했다.

만약 당신이 그레이브스병이나 하시모토 질환 등과 같은 자가 면역 갑상선 질환을 앓고 있다면, 반드시 복강 질환을 검사해야 한다. 복강 질환을 앓고 있는 사람들, 특히 이 질환의 초기 단계에 있는 사람들이 항상 소화 장애를 경험하는 것은 아니다. 따라서 소화가 잘된다고 생각되더라도 복강 검사를 통해 당신의 건강 상태에 대한 더 많은 정보를 얻게 될 것이다. 언급한 증거들을 토대로 고려해 볼 때, 글루텐이 없는 식단은 시도해 볼 만한 가치가 있다(201페이지 Box 참조). ATD를 앓고 있는 대부분의 사람들이 글루텐을 피하는 것은 갑상선 기능을 최적화하는 데 필수적이라는 것이 입증되었다.

결론

만약 당신이 갑상선 기능 저하증이나 항진증을 진단받게 된다면, 필요한 치료를 받는 것은 다른 무엇보다 중요하다. 갑상선을 치료하는 것만으로도 소화 장애를 완화할 수 있다. 만약 당신이 갑상선 기능 장애를 진단받지 않았는데도 소화기 계통에 하나 이상의 문제를 앓고 있다면, 갑상선 질환들이 하나의 흔한 원인이라는 것을 인식하고 고려해야 한다. 헬리코박터 파일로리 박테리

아에 의한 감염과 같은 일련의 다른 원인들이 위장관 계통에 문제를 일으킬
수도 있음을 알고 있어야 한다. 만약 당신이 소화기 계통에서 일어나는 장애
들의 잠재적인 발병 원인들을 이해한다면, 그것들을 찾기 위한 준비를 더 잘
하게 될 것이다.

　소화기 계통이 최적으로 기능하고 건강하기 위해서 때로는 여러 치료법들
을 병용할 수 있다. 예를 들어, 당신은 설사나 변비 같은 문제를 해결하기 위
해서 건강한 식이 요법 그리고/또는 프로바이오틱스를 함께 사용하여 갑상선
기능 장애를 치료할 수 있다. 당신의 모든 의학적인 문제들을 인지하고 있는
유자격 전문가가 개발한 치료 프로그램을 이용하여 당신은 갑상선의 기능을
향상시키고 소화를 개선시키며, 당신의 전반적인 건강을 보호할 수 있다.

10
갑상선암

1970년대 초반 이후 갑상선암에 대한 사례들이 두 배 이상 증가했으며, 여성에게 갑상선암은 새로운 사례들이 가장 빠르게 증가하는 암이다. 2015년 현재, 미국의 갑상선암 발병률은 6만 2,450건으로 추정되며, 갑상선암은 여성들에게 있어서 다섯 번째로 흔한 암이다. 그리고 대부분의 다른 갑상선 질환들과 마찬가지로, 남성보다 여성에게서 약 3배 정도 더 자주 발생한다. 한편으로 이것은 두려운 소리로 들릴 수도 있지만, 갑상선암의 대부분을 이겨낼 전반적인 가능성이 있음은 긍정적인 일이다. 따라서 갑상선암에 대해 많이 알면 알수록, 그것이 무엇인지를 더 잘 이해하게 될 것이며, 대부분의 경우 어떻게 그것을 성공적으로 치료할 수 있는지에 대해 더 잘 준비하게 될 것이다.

그러나 지적하고 넘어가야 되는 것은 갑상선에 하나의 결절이 있다고 해서, 그 종양이 악성을 의미하지는 않는다는 점이다. 해마다 120만 명이 넘는 환자들이 갑상선 결절을 진단받고 있다. 이 결절들 중 많은 부분이 초음파 검사를 통해 양성으로 판정된다. 해마다 생체 조직 검사를 받는 52만 5,000개에서 60만 개의 결절들 중에서 단 10퍼센트만이 악성으로 판명된다.

그럼에도 아는 것이 힘이다. 그러므로 이 장을 통해 당신은 갑상선암과 관련된 가장 일반적인 용어들뿐만 아니라 갑상선암의 전체 과정에 대한 개요를 이해하게 될 것이다. 우선 갑상선암이 무엇인지에 대해 살펴볼 것이며, 다음으로 갑상선암과 관련된 위험 요소들, 많은 징후와 증상, 그리고 갑상선암의 여부를 판단하는 데 사용되는 검사를 살펴볼 것이다. 환자들은 이해를 필요로 하는 용어들로 기술된 조직검사 결과를 받게될 것이다. 갑상선암 세포들의 시각적 특성들, 갑상선암의 단계 그리고 사용가능한 표준 치료법에 대한 섹션들을 가장 일반적인 용어들로 설명하고 있다. 그 다음으로 갑상선암의 각 유형에 관한 토론이 이어진다. 이 장은 환자들이직면해 있는 문제들을 해결하려고 할 때 고려해야 하는 실질적인 제안으로 결론을 맺는다.

갑상선암이란 무엇인가?

1장에 언급한 바와 같이, 갑상선은 여러 종류의 세포들로 구성되어 있다. 여포세포들, 여포곁세포들(C 세포들), 그리고 내피세포들이 여기에 포함된다. 만약 세포들로 구성된 덩어리가 갑상선 내부에서 예기치 않게 성장하기 시작하면, 그것들은 양성(비암성) 또는 악성(암성)이 될 수 있다. 양성 종양들은 천천히 성장하고, 특정한 시점에서 성장이 중지하는 경향이 있는 반면, 특정한 세포들을 포함하고 있는 악성 종양들은 걷잡을 수 없이 증식하고 통제가 불가능하기 때문에, 주변의 조직들뿐만 아니라 신체의 다른 부위들로 확산될 수 있다. 종양이 신체의 다른 부위들로 확산되는 것을 전이(metastasis)라고 부른다. 일부 갑상선암들은 매우 느리게 성장하며, 수년에 걸쳐 발견되지 않은 채 진행될 수도 있다는 것을 알아야 한다.

　발생할 수 있는 갑상선암의 유형은 이미 악성이 된 특정 갑상선 세포들에의해 결정된다. 그러므로 종양이 어떤 유형의 갑상선암으로 구성되어 있는지를 빨리 알아내는 것은 매우 중요하다. 왜냐하면 그 성공률은 갑상선암의 구성을 기반으로 하기 때문이다. 또한 일부 갑상선 종양들은 양성 갑상선 세포들뿐만 아니라 한 유형 이상의 악성 갑상선 세포들로 구성될 수 있다는 점을 아는 것 역시 중요하다. 가장 흔한 갑상선암을 앓는 환자들의 5년 생존율이 98퍼센트라는 것은 좋은 소식이다. 갑상선암들의 다양한 유형들에 대해 논의 하면서, 생존율에 대해 더 많이 배우게 될 것이다.

위험 요인

누구나 갑상선암의 발병에 취약할 수 있지만, 다음과 같은 위험 요인들을 기 반으로 더 높은 위험에 노출될 수 있는 사람들이 있다.

① 가족력

한 세대에서 다음 세대로 전달될 수 있는 특정한 유전자들은 갑상선암의 발병 가능성을 크게 높일 수 있다. 갑상선종이나 결장에 생긴 전암성 용종 (precancerous polyps)의 가족력은 갑상선 유두암종의 발병 위험을 증가시키는 것으로 밝혀졌다. 게다가 갑상선 수질암종의 특정한 발암유전자(cancer-prone genes)들도 유전될 수 있다.

② 방사선에 대한 노출

1950년대에는 아이들의 흉선 확대, 여드름, 백선, 편도선 확대 혹은 아데노이 드와 같은 비암성 질환들을 방사선을 이용해 치료했다. X-선이나 CT-스캔 등과 같은 영상 검사나 특정한 방사선 치료들을 받았던 요즘 아이들은 갑상선 암이 발병할 위험이 더 높을 것이다. 성인에 의한 유사한 노출 또한 아이들이 이 질환에 걸릴 확률을 증가시킬 수 있다. 게다가 원전 사고나 핵 낙진으로 인 해 방사선에 노출되었던 사람들에게 갑상선암의 발병 위험이 상당히 높아질 수 있다.

③ 나이와 성별

갑상선암은 20대 이상 사람에게서 발병할 수 있지만, 통계적으로 남성보다 40~50대 여성에게서 갑상선암이 발병할 가능성이 3배 정도 더 높은 것으로 나타났다. 남성의 경우, 60~70대에서 발병 위험이 가장 높다.

④ 요오드 섭취

식단에서 요오드가 부족하면 갑상선이 비대해질 수 있으며, 유아와 어린이들의 경우 정신지체로 이어질 수 있다. 게다가 요오드 섭취가 낮을 경우, 갑상선 여포암종 및 (방사선에 대한 노출로 인한) 갑상선 유두암종에 걸릴 가능성이 증가할 수 있다. 일반적으로, 서구식 표준 식단은 요오드화된 소금과 다른 식품들을 통해 충분한 수치의 요오드를 제공한다. 연구에 따르면, 과도한 요오드 보충은 갑상선암의 발병 증가로 이어질 수 있는 것으로 나타났다.

⑤ 인종

통계에 따르면 백인들과 아시아인들에게서 갑상선암이 발병할 확률이 더 높은 것으로 나타났지만, 어떤 인종에게도 예외가 없다는 점을 짚고 넘어가는 것이 중요하다. 예를 들어, 모든 인종들 중 흑인에게서 갑상선암의 발병률이 가장 낮은 것으로 보이지만, 흑인 여성들에게서 갑상선 유두암의 발병률이 가장 높고 가속화되는 것으로 나타났다.

통계에 따르면, 갑상선암의 발병 위험은 특정 개인에게 높은 것으로 나타났지만, 성인 누구나 위험에 처할 수 있다. 우리 모두는 갑상선암에서 나타나는 징후와 증상을 인식해야 한다.

징후와 증상

갑상선암을 암시하는 다수의 신체적 징후들은 조기 치료를 가능하게 한다. 가장 일반적인 증상들은 다음과 같다.

림프절 부종 : 일반적으로, 부어 오른 임파선은 감염의 징후다. 따라서 갑상선암 종양이 위치할 수 있다.

경부 피하조직에서 만져지는 혹 : 후두융기의 앞부분이나 양쪽에 새로이 나타나는 혹은 갑상선암의 암시일 수 있다.

인후부나 목 부위에서 느껴지는 통증 : 인후부나 목 부위에서 느껴지는 설명할 수 없는 통증은 부어 오른 림프절에 의해 유발되거나 기관 및 식도를 압박하는 종양으로 인해 경부가 확대되기 때문에 발생할 수 있다.

쉰 목소리 : 목소리의 변화 또는 지속적인 쉰 목소리는 비대해진 갑상선 혹은 후두 바로 아래에 있는 종양에서 비롯된 압박에서 원인을 찾을 수 있다.

연하 장애 : 음식을 삼킬 때 느껴지는 설명하기 어려운 통증은 경부의 확대 혹은 식도 위에서 기관을 압박하는 종양에 의해 야기될 수 있다.

호흡 장애 : 호흡 곤란은 경부가 커지거나 식도 앞쪽에 위치한 기관을 압박하는 종양으로 인해 발생할 수 있다.

천명음(쌕쌕거림) : 설명하기 어려운 천명음은 목 부위가 커지거나 기관을 압박하는 종양이 원인일 수 있다.

지속적인 기침 : 감기로 인한 것이 아닌 기침은 목이 커지거나, 후두 혹은 기관을 압박하는 종양으로 인해 발생할 수 있다.

만약 최근에 감염된 적이 없는데도 언급한 경고성 징후들 중의 어떤 것이 나타난다면, 즉시 담당 의사를 찾아가 문제의 원인을 확인하는 것이 좋다. 치통, 부비동염, 또는 양성 종양은 암성 결절의 징후들을 모방할 수 있다. 그러나 원인을 빨리 찾을수록, 올바른 치료법을 더 빨리 적용할 수 있다.

불행하게도 갑상선암이 그 어떤 조기 증상 없이 진행되는 시기가 있다. 대신에 갑상선암이 체중에서 혈압, 심장 박동에 이르기까지 생명 유지에 필요한 중요한 기능들을 조절하는 정상적인 갑상선 기능을 방해할 때 발생하는 유일한 징후와 증상이 있다. 오직 철저한 신체검사를 통해서만 근본적인 문제를 알아낼 수 있으며, 이를 위해 담당 의사는 가능한 여러 가지 검사들을 하거나 권장할 수 있다.

갑상선암을 위한 검사

만약 초기 징후들이 갑상선암의 가능성을 보인다면, 담당 의사는 갑상선암 여부를 결정하기 위한 여러 가지 검사들을 환자들에게 제공할 수 있다. 그리고 만약 갑상선암을 앓고 있다면, 어떤 유형의 갑상선암인지를 결정할 수 있는 많은 검사들이 있다.

가장 일반적인 검사는 다음과 같다.

① 갑상선 초음파

음파를 통해 갑상선의 시각적 이미지를 만든다. 이 검사는 작은 지팡이 모양의 초음파 트랜스듀스가 갑상선 앞에서 피부를 따라 움직이면서 이루어진다. 컴퓨터 화면에 보이는 흑백 이미지는 결절이 단단한 세포 덩어리로 혹은 혈액이나 고름이 포함된 낭종으로 구성되어 있는지를 보여준다. 만약 단단한 결절일 경우, 덩어리가 양성 혹은 악성(암)인지를 확인하기 위해 추가 검사를 해야 한다.

② 미세침흡인술(FNA)

만약 결절이 단단한 것으로 밝혀지면, 미세침흡인술을 시행하게 된다. 결절이 있는 부위의 피부를 마취시키고, 얇은 바늘을 결절에 삽입하여 조직검사를 위한 세포와 체액을 확보한다. 이 표본들은 실험실로 보내지며, 거기서 병리학자는 세포를 현미경으로 검사하고, 세포의 정확한 특성을 결정한다. 병리학자는 결과에 대한 보고서를 작성하고 담당 의사에게 보낸다.

미세침흡인술은 세포들이 양성인지 암인지를 결정하기 위해 고안된 검사이지만, FNA에서 추출한 조직의 최대 30퍼센트는 결정적이지 않을 수 있다. 많은 경우에서 다른 FNA를 사용하지만 갑상선암의 유형으로 인해 결과가 여전히 결정적이지 않을 수 있다. 이런 경우에는 혈액 검사를 통해 더 많은 정보를 얻을 수 있다. 물론, 결절이 양성 혹은 악성인지를 결정하는 전통적인 다음 단계는 외과적 시술이지만 꼭 그렇지는 않다. 최근에는 FNA에서 추출한 생체조직 검사를 바탕으로 새롭게 개발된 유전자 검사가 해답을 제공하며, 이는 불필요한 외과적 시술을 예방하는 데 도움이 된다(아래 개인형 유전자 검사를 참조).

③ 개인형 유전자 검사

유전적으로 물려받은 갑상선암의 발병 유전자를 검사하는 것 외에도, FNA에서 추출한 세포가 양성 혹은 악성인지를 판별하는 데 사용할 수 있는 새로운 개인형 유전자 검사가 있다. 게다가 이 검사는 BRAF(유전자 변형) 유전자에서 비롯된 갑상선암 세포가 얼마나 공격적일 수 있는지를 결정할 수 있으며, 분자적 식별에 기반을 두고 있다. 이러한 검사들의 결과는 외과의사가 수술이 필요한지 또는 수술이 필요하다면 얼마나 광대한 수술이 필요한지를 결정할 수 있게 해준다.

④ 혈액 칼시토닌(Calcitonin) 검사

칼시토닌은 갑상선에 있는 C-세포라 불리는 여포곁세포에서 만들어지는 호르몬이다. 이 호르몬은 혈중 칼슘의 수치를 감소시키는 역할을 한다. 만약 혈중 칼시토닌의 양이 높다면, C-세포 과다형성(C-cell hyperplasia)의 가능성을 의심해 볼 수 있으며, 이는 암이 되기 전단계이며 갑상선 수질암종(medullary thyroid cancer)으로 이어질 수 있다. 그러나 C-세포 과다형성은 그 자체로는 양성 질환이다. 위에서 설명한 위험 요인들 중 하나라도 해당될 경우 담당 의사는 이 혈액 검사를 주문할 수 있다.

⑤ 방사성 요오드 갑상선 스캔

갑상선 초음파 검사와는 달리, 방사성 갑상선 스캔은 방사성 요오드 추적자가 필요하다. 방사성 요오드 추적자는 경구 복용하거나 정맥주사를 통해 혈류 속으로 주입해야 한다. 방사선에서 방출되는 신호들은 갑상선이 혈액에서 흡수하는 추적자의 양을 측정할 수 있고, 스캔 검사 자체는 갑상선의 위치, 모양, 그리고 크기뿐만 아니라 갑상선 내부에 위치할 수 있는 결절을 보여줄 수 있다.

⑥ 컴퓨터 단층 촬영(CT)

CT-스캔은 갑상선과 그 주변 영역의 단면 이미지를 상세하게 보여주는 전산화된 엑스-선이다. 이 검사를 위해 조영제가 필요하며, 경구 복용하거나 정맥주사선을 통해 혈류 속으로 주입한다. 이 조영제에는 경부에 존재하는 모든 덩어리와 그것의 구조는 물론이고 갑상선의 윤곽을 보여주는 염료가 들어 있다.

⑦ 자기 공명 영상(MRI)

CT-스캔과 마찬가지로, MRI-스캔은 갑상선과 그 주변 영역에 대한 단면을 보다 상세하게 보여준다. 이 스캔은 X-선이 아니라, 전자파와 자석의 자기장을 사용하여 이미지를 만들어 낸다. 조영제는 혈류 속으로 투여되고, 조영제에 들어 있는 염료는 경부에 존재하는 모든 덩어리와 그것들의 구조는 물론이고 갑상선의 윤곽을 보여준다.

⑧ 양전자 방출 단층 촬영(Positron Emission Tomography : PET) 스캔

PET-스캔은 감마선을 사용하여 3차원의 이미지를 만들어 낼 수 있다. 방사성 형태의 포도당(FDG)이 들어 있는 물질을 혈류 속으로 투여한다. 종양은 방사성 형태의 포도당을 빠르게 흡수하여 그 자신의 이미지를 보여준다. CT- 혹은 MRI-스캔처럼 정밀하게 세분화된 것은 아니지만, PET-스캔의 전신 이미지를 통해 발생 가능한 종양의 위치를 알 수 있다.

갑상선암 세포들의 시각적 특성들

이제 보게 될 것처럼, 갑상선암의 종류가 다양한 것은 갑상선 세포들의 특정한 유형들에서 유래한다. 이러한 암세포들이 나타나는 방식과 관련된 여러 가지 중요한 용어들이 있다. 이 용어들은 일반적으로 병리학 보고서에 사용되며, 종양의 세포 유형들에 대해 담당 의사에게 상세히 설명해 준다.

분화 갑상선암 세포(Differentiated cancer cells)　일부 암세포들은 외관상 정상적인 세포들처럼 보이고 기능할 수 있는 반면, 다른 암세포들은 그것들의 외모를 바꿀 수 있다. 현미경으로 관찰하면, 그것들의 모든 내부 구조들을 명확하게 식별할 수 있다. 정상적인 갑상선 세포들처럼 그것들은 요오드를 흡수한다. 그러나 정상 세포들과 달리 이러한 암세포들의 성장은 조절되지 않으며, 확산될 수도 있다.

저분화 갑상선암 세포(Poorly differentiated cancer cells)　현미경으로 관찰하면, 이 세포들에게는 특정한 내부 구조들이 누락되어 있거나, 잘못 형성되어 있을 수 있다. 일부 암세포의 내부에는 자신들이 갑상선 세포들 중 어느 세포에서 유래했는지 알 수 있게 해 주는 기능적 구조들이 충분히 들어 있다. 그러나 때로는 이러한 세포들의 기원을 확인하는 것이 어렵다. 경우에 따라 요오드를 흡수하는 능력이 부족할 수도 있다.

미분화 갑상선암 세포(Undifferentiated cancer cells) 비록 이 세포들은 하나의 특정한 갑상선 세포에서 유래할 수 있지만, 특정한 종류의 갑상선 세포와 연결될 충분한 내부 구조물을 포함하고 있지 않다. 다른 갑상선암 세포들과 달리, 이들은 요오드를 흡수하는 능력이 부족하다.

캡슐화된 종양(Encapsulated tumor) 이것은 양성 세포들에 의해 완전히 둘러싸여 있는 암성 종양을 말한다. 일단 종양이 제거되면, 병리학자는 그것이 캡슐화되어 있는지를 결정할 것이다. 이런 유형의 종양은 후속 치료에 영향을 미친다.

경계(Margins) 경계는 종양의 바깥 쪽 가장자리를 말한다. 만약 머리카락 모양의 구조들이 표면에서부터 바깥쪽으로 뻗어나가 있으면, 이를 양성 경계(positive margins)라고 한다. 만약 종양이 머리카락 모양의 구조가 아닐 경우, 이를 음성 경계(negative margins)라고 한다. 이러한 머리카락 모양의 구조들이 바깥쪽으로 성장하는 데 제한이 있을 경우, 이를 종 경계(close margins)라고 한다. 이러한 종양들 중 일부는 현미경으로 관찰해야 할 만큼 크기가 작기 때문에, 외과의사가 종양 제거 수술 중 육안으로 경계의 유형을 결정하기는 어렵다. 일단 종양이 제거되면, 병리학자는 그것이 양성, 음성 혹은 종 경계인지를 결정한다. 판명된 경계의 유형은 후속 치료에 영향을 미친다.

갑상선암 세포들의 혼합 일련의 병리학 보고서들을 읽다 보면, 하나의 종양 내부에 여러 유형의 세포들을 발견하게 된다. 결과적으로 한, 두 가지 유형의 암세포들이 혼합된 양성 세포들을 나타낼 수 있다. 이러한 유형의 종양들에 대한 치료법은 우선, 가장 공격적인 갑상선암을 퇴치하기 위해 개발된 치료법에서부터 모든 암들과 싸우기 위해 여러 가지 치료법들을 한 번에 처방하는 것까지 다양하고 광범위할 것이다.

종양의 크기   종양들은 센티미터 단위로 측정된다. 1센티미터는 2분의 1인치보다 약간 작다. 3센티미터는 1인치보다 약간 크다. 그리고 5센티미터는 2인치보다 약간 작다. 종양의 크기에 따라 치료 방법이 결정될 수 있다.

갑상선암의 단계

일반적으로, 모든 암들은 암이 얼마나 멀리 퍼졌는지에 따라 분류된다. 일반적으로 종양의 위치와 크기 그리고 환자의 연령에 따라 암이 진행되는 단계가 결정될 수 있다. 그러나 일부의 경우에서는 암이 진행되는 속도가 그 단계를 결정하기도 한다. 모든 갑상선암은 그것들 자신의 특정한 단계를 가지고 있다. 그러나 경험에 바탕을 둔 일반적인 규칙에 따르면, 다음 요소들이 갑상선암의 단계를 결정한다.

단계 0   갑상선 수질암종의 초기 단계를 말하며, 전문화된 선별 검사에서 갑상선 종양이 발견되지 않은 수질 세포의 존재를 나타낸다.
단계 I   갑상선 내부에서 발견되는 종양이며, 주변 조직과 림프절에 제한적으로 확산될 수도 있고, 안 될 수도 있다.
단계 II   갑상선 내부에서 발견되는 종양으로, 신체의 다른 부위들로 전이되며, 종양의 크기가 2센티미터 이하이다.
단계 III   갑상선 내부에서 발견되는 종양으로, 신체의 다른 부위들로 전이되며, 종양의 크기가 2~4센티미터이지만, 그 이상일 수도 있다.
단계 IV   갑상선 내부에서 발견되는 종양이며, 신체에 광범위하게 퍼진다. 그러나 역형성 갑상선암(anaplastic thyroid cancer)과 미분화 갑상선암이 확진되면, 전이의 유무에 관계없이 즉시 4기로 분류한다.

표준 치료법

갑상선암의 각 유형에는 프로토콜이라고 불리는 자체 치료 단계가 있다. 이러한 프로토콜은 기간, 순서, 그리고/또는 개별 환자들을 기준으로 한 투여량이 다를 수 있지만, 다음과 같은 치료법이 가장 일반적이다.

① 외과적 시술

엽절제술(lobectomy)에서는 오직 종양이 있는 면만 제거한다. 갑상선 부분절제술(partial thyroidectomy)에서는 갑상선의 대부분이 제거되어 오직 작은 부분만 남게 된다. 갑상선 전절제술(total thyroidectomy)에서는 갑상선 전체가 제거된다. 근접한 림프절에 암세포가 전이된 증거가 있으면, 림프절 절제술(a lymph node dissection)을 시행한다.

② 방사성 요오드

요오드를 계속해서 흡수하는 갑상선 암세포의 경우, 이 치료법이 매우 효과적일 수 있다. 환자들은 방사성 요오드를 액체 형태 또는 캡슐 형태로 복용한다. 방사성 요오드는 기능하는 모든 갑상선 세포들 속으로 흡수된다. 방사성 요오드가 세포들 속에서 쌓이기 때문에, 방사성의 집중된 농도로 인해 암세포와 함께 갑상선은 파괴된다.

③ 방사선 요법

고 에너지 엑스-선은 여러 가지 외부 방사선 기기들을 사용하여 목의 일반적인 부위에 초점이 맞춰진다. 일부 경우에서는, 방사선의 효과를 높이기 위해 환자에게 소량의 화학 요법이 제공되기도 한다. 이 치료법은 암세포를 죽이고, 종양을 수축시키기 위해 고안되었다.

④ 화학 요법

화학 요법에 쓰이는 치료제는 경구로 북용하거나 주사로 투여할 수 있는 항암제다. 이 치료제는 종양들을 죽이거나 수축시키기 위해 투여된다. 일련의 부작용들은 특수한 화학 요법에 기반을 두고 있어서 점점 더 강해질 수 있기 때문에, 부작용이 발생할 경우 화학 요법을 중단해야 한다. 부작용들 중의 일부는 단기간에 걸쳐 나타나는 반면, 다른 일부는 영구적일 수 있다.

⑤ 방사선 그리고 화학 요법

어떤 경우에는, 방사선 치료가 시작되기 전에, 방사선의 효과를 높이기 위해 환자에게 소량의 화학 요법을 제공한다. 다른 경우에는, 방사선 치료와 함께 전체 용량의 화학 요법을 제공하기도 한다. 이러한 유형의 조합은 공격적인 것으로 간주된다.

⑥ 표적 약물 치료

FDA는 다양한 갑상선암을 퇴치하기 위해 특별히 고안된 여러 가지 약물을 승인했다. 여기에 쓰이는 치료제의 목적은 암세포의 수행능력을 방해하는 것이다. 이들 중의 일부는 종양의 혈액 공급을 차단하거나, 종양의 내부 경로를 방해하거나, 자신의 수용체에 화학 물질을 붙임으로써 이를 수행한다. 일부 약물은 특정 화학 요법과 함께 사용하기도 한다. 아직 초기 단계에 있지만, 이 치료제들은 이러한 악성 종양에 대한 새로운 치료법이 된다.

⑦ 임상 시험

많은 의료 센터에서는 아직 입증되지 않은 새로운 치료법을 이용한 임상 시험들을 특정한 기준을 충족한 환자들에게 무료로 제공하고 있다. 해당 환자들은 아마도 이전에 다른 표준 치료법들을 모두 시도했을 것이다. 이러한 임상 시험들에는 새로운 치료제나 화학 요법 혹은 치료제와 화학 요법의 병합이 포함될 수 있다.

임상 시험에는 네 가지 단계가 있다.

단계 I은 치료의 안전성과 치료를 관리할 수 있는 최선의 방법을 평가한다.

단계 II는 어떤 암에 가장 효과가 있는지를 결정한다.

단계 III은 FDA가 승인한 유사한 치료들과 비교하여 새로운 치료의 효과를 측정한다.

단계 IV는 부작용뿐만 아니라 장기 사용의 효력을 연구한다.

임상 시험에 들어가기 전에, 임상 시험이 현재 어느 단계에 있는지, 그리고 예비 결과들이 어떻게 나왔는지에 대해 문의해야 한다.

⑧ 호르몬 치료법

일단 갑상선이 완전히 또는 부분적으로 제거되면, 레보티록신이 처방될 것이다. 이것은 갑상선 호르몬 T4와 동일한 합성 화합물이다. 일반적으로 갑상선에서 만들어지는 호르몬을 대체할 뿐만 아니라 암의 재발 가능성을 줄이기 위해 TSH의 수치를 억제하는 역할을 한다.

갑상선암의 유형

일단 갑상선암의 유형이 결정되면, 갑상선 질환을 전문으로 하는 내분비학자 그리고/또는 암을 전문적으로 다루는 종양학자를 만나게 될 것이다. 희귀하거나 공격적인 암인 경우 종양 전문의가 치료하게 될 것이며, 그렇지 않을 경우, 대부분의 암은 내분비 전문의가 치료하게 된다. 일반적으로 분화 갑상선암은 대개 치료와 완치가 가능하다. 미분화 갑상선 종양인 경우 일반적으로 보다 더 공격적이고 집중적인 치료가 필요하다. 다음에 소개되는 정보는 갑상선암의 개별 유형뿐만 아니라 그 치료법에 대해 설명하고 있다. 동일한 암에 대한 몇몇 치료법은 환자의 나이에 따라 다르다.

갑상선 유두암(Papillary Thyroid Cancer), 갑상선 유두암종(Papillary Thyroid Cancinoma)

갑상선 유두암 세포는 여포 세포들의 통제되지 않은 성장에서 유래한다. 이 암은 갑상선의 내·외피 조직 속에서 시작하기 때문에, 암종(carcinoma)이라고 부른다. 이 유형은 가장 일반적인 형태이며, 모든 갑상선암의 대략 70~80퍼센트를 차지한다. 갑상선 유두암 세포의 대부분은 분화 갑상선암 세포들이다.

드물지만, 일부 공격적이고 변형된 형태를 띤 갑상선 유두암 세포가 있다. 키 큰 세포(tall cell), 원주 세포(columnar cell), 확산성 경화 변형(diffuse sclerosing variant : DSV), 그리고 징을 박은 모양을 한 변형(hobnail variant)이 여기에 포함된다. 이들은 저분화 갑상선암 세포이며, 분화 갑상선 유두암 세포와 혼합될 수 있다.

① 잠재적 확산
암세포는 주변 조직과 림프절로 확산할 수 있다. 목 부위에 부수적으로 나타나는 이러한 종양들을 경부 전이(cervical metastasis)라고 부른다. 비록 이러한 유형의 전이는 드물지만, 폐와 뼈로도 확산할 수 있다.

② 검사
혈액 검사, 초음파 검사, 스캔 검사, 미세침흡인술, 그리고/또는 개인형 유전자 검사 등을 시행할 수 있다.

③ 치료

외과적 시술   수술은 일반적으로 종양(들)을 제거하기 위한 우선적인 치료법이다. 경우에 따라서 갑상선 엽절제술이나 전절제술을 시행할 수 있다. 수술이 불가능할 경우, 환자는 방사성 치료를 받을 수 있다.

방사성 요오드   수술 후, 방사성 요오드(RAI)가 주어진다.

외부 빔(External beam) 방사선 치료   이 치료는 RAI에 의해 근절되지 않은 갑상선 유두암 세포를 죽이기 위해서 시행될 것이다.

레보티록신   일단 치료가 완료되면, 일반적으로 환자들은 평생 동안 합성 갑상선 호르몬인 레보티록신을 복용해야 할 것이다.

혈액 검사   갑상선 호르몬의 수치를 확인하기 위해서 일반적으로 6~12개월 간격으로 혈액 검사를 한다.

결과(예후)

이 유형의 갑상선암에 대한 생존율은 좋으며, 성인의 경우 95퍼센트 이상이 최소한 10년 이상의 생존율을 보이고 있다. 조기 발견이 생존율을 크게 증가시키기 때문에 잠재적인 재발을 잡기 위한 정기적인 건강 검진은 매우 중요하다.

갑상선 여포암(Follicular Thyroid Cancer), 여포암종(Follicular Carcinoma)

갑상선 여포암은 갑상선암의 모든 사례들의 10~15퍼센트를 차지하고 있다. 여포암종은 여포 세포의 조절되지 않는 성장에서 발병한다. 갑상선 유두암과 마찬가지로, 갑상선 여포암은 잘 분화된 갑상선암 세포이다. 여포 선종(follicular adenoma)이라고 불리는 여포 세포의 양성 형태가 있으며, 과거에는 초기 검사에서 여포암종과 비교할 때 식별할 수 없었다. 새로운 개인형 유전자 검사는 여포 세포가 악성인지를 결정하는 데 도움이 될 것이다.

갑상선 유두암종과 마찬가지로, 여포암세포는 그 자신이 변형된 세포를 가지고 있다. 그러한 변형 형태는 허슬 세포 갑상선암(Hurthle cell thyroid cancer)이다(223페이지 허슬 세포 갑상선암 참조).

① 잠재적 확산

여포암은 일반적으로 주변 조직과 림프절로 확산되지 않는다. 여포암의 일부 형태는 최소 침습성을 띠는 반면, 다른 형태는 매우 공격적일 수 있다. 암세포가 공격적일 경우 신체를 통해 다른 기관으로, 경우에 따라 모든 기관으로 확산될 수 있다.

② 검사

혈액 검사, 초음파, 스캔 검사 그리고/또는 미세침흡인술 등의 초기 검사들을 통해 여포 세포에서 유래된 종양을 식별할 수 있다. 개인형 유전자 검사를 통해 초기 단계에 있는 세포가 암 세포인지를 식별할 수 있다. 그러나 외과적 시술로 종양을 제거하고, 병리학자가 제거된 종양을 평가하는 것이 진단을 위한 표준 관행이며, 이 과정을 통해 갑상선 여포암을 정확하게 확인할 수 있다.

③ 치료

외과적 시술   수술은 일반적으로 종양(들)을 제거하기 위한 우선적인 치료법이다. 경우에 따라서 갑상선 엽절제술이나 전절제술을 시행할 수 있다. 일반적으로 종양의 크기와 환자의 연령에 따라 얼마나 많은 갑상선을 제거해야 하는지가 결정될 것이다. 수술이 불가능할 경우 환자는 방사성 치료를 받을 수 있다.

방사성 요오드   수술 후, 방사성 요오드(RAI)가 주어진다. 환자에게 높은 수치의 TSH를 제공하면, RAI의 흡수는 향상된다.

외부 빔 방사선 치료   종양의 범위와 여포암세포에 대한 RAI 치료의 효과에 기초하여, 외부 빔 방사선 치료는 남아 있는 암세포를 죽이기 위해 시행될 것이다.

레보티록신   일단 치료가 완료되면, 일반적으로 환자들은 평생 동안 합성 갑상선 호르몬인, 레보티록신을 복용해야 할 것이다.

혈액 검사   갑상선 호르몬의 수치를 확인하기 위해서 일반적으로 6~12개월 간격으로 혈액을 검사한다.

결과(예후)

여포암세포가 분화된 경우, 갑상선 여포암에 대한 생존율은 90퍼센트이고, 재발률은 30퍼센트까지 높아질 수 있다. 조기 발견이 생존율을 크게 증가시키기 때문에 잠재적인 재발을 잡기 위한 정기적인 건강 검진은 매우 중요하다.

허슬 세포 갑상선암(Hurthle Cell Thyroid Cancer), 허슬 세포 암종(Hurthle Cell Thyroid Carcinoma)

허슬 세포 갑상선암은 갑상선의 여포 세포가 변형된 형태이기 때문에, 갑상선 여포암으로 분류된다. 허슬 세포는 분화된 갑상선 여포암의 5~10퍼센트를 차지하며, 희귀한 암으로 간주된다. 여포 세포가 허슬 세포로 전환되면, 전혀 다른 형상이 나타난다. 정상적인 여포 세포들과는 달리, 허슬 세포들은 신체에 유용한 서비스를 제공하지 않는다. 허슬 세포는 양성 또는 악성일 수 있다. 여포종양과 마찬가지로, 허슬 세포 선종(Hurthle cell adenoma)이라 불리는 이 세포의 양성 형태를 초기 검사에서 허슬 세포 갑상선암과 비교했을 때 식별하기가 쉽지 않았다. 새로운 개인형 유전자 검사는 여포 세포가 악성인지 결정하는 데 도움이 될 수 있다.

유전적 원인으로 인해 야기되는 하시모토 갑상선염 혹은 하시모토 질환은 갑상선에서 허슬 세포의 발병 가능성을 증가시킬 수 있다.

① 잠재적 확산

여포암과 마찬가지로, 허슬 세포는 일반적으로 주변 조직과 림프절로 확산되지 않는다. 허슬 세포의 일부는 최소 침습성 경향을 띠는 반면, 다른 일부는 매우 공격적일 수 있다. 허슬 세포가 공격적일 경우, 신체를 통해 다른 기관이나 모든 기관으로 확산될 수 있다. 양성 허슬 세포 종양은 위험하지 않을 수 있으며, 일단 외과적 시술로 제거되면, 일반적으로 다시 성장하지 않는다. 드물게 이러한 양성 세포의 일부는 악성 종양으로 변할 수 있다.

② 검사

혈액 검사, 초음파 검사, 스캔 검사 그리고/또는 미세침흡인술 등은 양성 허슬 세포처럼 종양을 식별할 수 있다. 개인형 유전자 검사는 초기 단계에서 악성 세포를 식별할 수 있다. 그러나 외과적 시술로 종양을 제거하고, 병리학자가 제거된 종양을 평가하는 것이 진단을 위한 표준 관행이기 때문에, 이 과정을 통해 갑상선 허슬 세포를 정확하게 확인할 수 있다.

③ 치료

외과적 시술　수술은 일반적으로 종양(들)을 제거하기 위한 우선적인 치료법이다. 경우에 따라서 갑상선 엽절제술이나 전절제술을 시행할 수 있다. 일반적으로, 종양의 크기와 환자의 연령에 따라 얼마나 많은 갑상선을 제거해야 하는지가 결정될 것이다. 수술이 불가능할 경우, 환자는 방사성 치료를 받을 수 있다.

방사성 요오드　수술 후, 방사성 요오드(RAI)가 제공된다. 높은 수치의 TSH를 제공하면, RAI의 흡수는 향상된다.

외부 빔 방사선 치료　종양의 범위와 허슬 세포에 대한 RAI 치료의 효과에 기초하여, 외부 빔 방사선 치료는 남아 있는 암세포들을 죽이기 위해 시행될 것이다.

레보티록신　일단 치료가 완료되면, 일반적으로 환자들은 평생 동안 합성 갑상선 호르몬인 레보티록신을 복용해야 할 것이다.

혈액 검사　갑상선 호르몬의 수치를 확인하기 위해서 일반적으로 6~12개월 간격으로 혈액을 검사한다.

결과(예후)

이런 유형의 갑상선암에서 생존율은 통계적으로 환자의 연령, 종양의 크기, 암세포의 분화 그리고 전이 여부와 연관되어 나타날 수 있다. 일반적으로, 환자의 나이가 젊을수록, 종양의 크기가 작을수록 예후는 더 좋다. 전이가 진행된 노령 환자들의 경우 예후가 좋지 않다. 그러나 이처럼 희귀한 종양의 경우, 생존율은 개개의 사례에 따라 평가될 수 있다.

갑상선 수질암(Medullary Thyroid Cancer), 수질 암종(Medullary Carcinoma)

갑상선 수질암(MTC)은 갑상선의 여포곁세포(소위 C세포라 불리는)에서 유래한다. 비록 통계적으로 그 사례는 적지만, 이 갑상선암은 모든 갑상선암의 3∼10퍼센트를 차지하며, 세 번째로 흔한 갑상선암이다. 이런 유형의 암세포는 갑상선 유두암과 여포암보다 덜 분화된 갑상선 암세포이다.

정상적인 여포곁세포는 칼시토닌, 부신피질 자극호르몬(ACTH), 세로토닌, 프로스타글란딘(prostaglandins) 그리고 혈관작용성 장펩티드(vasoactive intestinal peptide : VIP)를 포함한 여러 가지 호르몬을 분비한다. 여포곁세포가 수질암세포로 변경되면, 그것들은 수의 증가로 인해 엄청난 양의 호르몬을 점점 더 많이 생산하게 된다. 칼시토닌의 수치 증가와 설사 등을 포함한 여러 가지 건강 문제를 야기할 수 있다.

갑상선 수질암에는 두 유형, 가족 내에서 유전되지 않는 산발형 MTC와 유전형 MTC가 있다. 산발형 MTC는 모든 갑상선 수질암의 75∼80퍼센트를 차지한다. 나머지 20∼25퍼센트를 차지하는 유전형 MTC는 다른 내분비 질환들의 그룹에 포함될 수 있다. 이러한 장애들은 각각 영향을 받은 내분비선과 관련되어 나타나는 다양한 증상들 속에서 뚜렷이 드러날 수 있다.

① 잠재적 확산

초기 단계의 갑상선 수질암은 후두와 기도에 가까우며, 갑상선의 뒤쪽에 위치하는 경향이 있다. 그러므로 종양이 자라면서 일반적으로 목 부위를 압박하거나 침범할 수 있으며, 그 결과 쉰 목소리 또는 호흡 곤란을 유발할 수 있다. 바로 가까이에 있는 림프절로 확산할 수도 있다. 신체의 다른 부위들로 확산되는 전이의 비율은 낮을 수도 있지만, 만약 전이가 일어나게 되면, 흉강, 간, 폐 그리고 뼈를 포함한 일반적인 영역으로 확산된다.

② 검사

혈액 검사, 초음파 검사, 스캔 검사, 미세침흡인술 그리고/또는 개인형 유전자 검사 등을 시행할 수 있다.

③ 치료

외과적 시술   수술은 일반적으로 종양(들)을 제거하기 위한 우선적인 치료법이다. 종양의 주변구조들과의 관련성에 기초하여 갑상선 엽절제술이나 전절제술을 시행할 수 있다.

방사성 요오드   수술 후, 방사선 요오드(RAI)는 일반적으로 사용하지 않는다. 갑상선 수질암세포들은 요오드를 쉽게 흡수하지 못하기 때문에, RAI는 이러한 유형의 갑상선 종양에 거의 영향을 미치지 않는다.

외부 빔 방사선 치료   이 치료법을 사용할 수 있지만, 개별적인 경우에 기초해야 한다.

화학 요법   표준 화학 요법은 선택 사항이 될 수 있지만, 이 치료제의 효과는 제한적인 것으로 나타냈다.

약물 치료제   갑상선 수질암세포의 성장과 진행에 필요한 경로를 차단할 목적으로 사용할 수 있는 일련의 새로운 표적 약물 치료제가 많이 있다. 종양 전문의에게서 이 치료제에 대한 더 많은 정보를 얻을 수 있을 것이다.

레보티록신   일단 치료가 완료되면, 일반적으로 환자들은 평생 동안 합성 갑상선 호르몬인 레보티록신을 복용해야 할 것이다.

혈액 검사   갑상선 호르몬의 수치들을 확인하기 위해서 일반적으로 6~12개월 간격으로 혈액을 검사한다.

결과(예후)

단지 갑상선에만 한정되어 있고, 결절이 없는 갑상선 질환을 앓고 있는 환자들의 경우 재발률은 아주 낮으며, 사망 또한 극히 드물다. 그러나 결절이 있는 환자들의 경우 재발하거나 질환이 지속적으로 계속될 위험이 훨씬 더 높다. 그러나 전반적으로 MTC에 걸린 환자들의 예후는 양호하며, 10년 생존율은 75~85퍼센트다.

역형성 갑상선암(Anaplastic Thyroid Cancer)과 저분화 갑상선암(Poorly Differentiated Thyroid Cancer)

역형성 갑상선암(ATC)은 희귀하고 공격적인 종양이다. 갑상선암에 걸린 환자들의 대략 1~2퍼센트에게서 발생한다. 비록 이 갑상선암은 갑상선 유두암의 변형된 형태로 생각되지만, 분화되지 않았기 때문에 그 기원을 밝히기가 어렵다. 빠르게 성장하는 악성종양이기 때문에 일단 세포들이 ATC라고 판단되면 빠른 치료를 해야 한다. ATC의 공격적인 반응 양식을 중심으로 한다면, ATC는 종양 단계의 4단계로 분류된다. ATC는 눈에 띄지 않게 성장할 수 있기 때문에 목 부위에 덩어리가 만져지거나 쉰 목소리가 나올 때까지 초기 단계의 ATC를 감지하기는 더 어렵다. 또한 ATC는 다른 유형의 갑상선암들과 함께 나타날 수 있다.

저분화 갑상선암(PDTC)이라고 불리는 또 다른 암세포가 있다. 외형상 이 암세포는 역형성 갑상선암과 외관상 유사하고, 비슷한 방식으로 기능하는 성향을 가지고 있다. 이 암세포도 역시 공격적이며, 그 이름에서 알 수 있듯이, 분화가 잘 되어 있지 않다. 암의 초기단계에서는 PDTC와 ATC를 식별하기 어렵지만, 이 두 형태의 암을 수술한 외과의사에 따르면, 암이 성장함에 따라 이들은 외관과 냄새에서 서로 차이가 있는 것으로 나타났다. PDTC와 ATC는 일반적으로 같은 방식으로 치료된다.

① 잠재적 확산

역행성 갑상선암은 바로 가까이에 있는 림프절로 확신될 가능성이 있다. 암의 크기가 커지면서, 후두, 기도 그리고 식도 쪽으로 성장한다. 일반적으로 목 부위를 압박하거나 침범할 수 있으며, 그 결과 쉰 목소리나 호흡 곤란을 초래하기도 한다. 암이 진행된 후에 발견되면, 일반적으로 암세포들은 폐 그리고/또는 뼈로 퍼지게 된다.

② 검사

초음파, 스캔 검사 그리고/또는 미세침흡인술 등이 시행될 수 있다. ATC는 매우 드물기 때문에, 초기 단계에서 시행한 미세침흡인술의 병리학적 결과는 이 암세포들을 저분화 세포로 묘사할 수 있다. 그러나 병리학적 소견이 ATC로 확인되지 않거나 악성 종양의 성질이 없으면, 즉시 더 많은 검사를 수행해야 한다.

③ 치료

역형성 갑상선암은 아주 드물게 발생하기 때문에, 이러한 유형의 암을 전문으로 다루는 경험 있는 의료 센터를 찾는 것이 중요하다.

외과적 시술　수술은 일반적으로 종양(들)을 제거하기 위한 우선적인 치료법이다. 종양의 주위 구조들과의 관련성에 기초하여 갑상선 엽절제술이나 전절제술을 시행할 수 있다. ATC가 기도와 식도 주위에 얼마나 광범위하게 침범했는지에 따라 기관절제술(tracheotomy)을 시행할 수도 있으며, 이를 통해 호흡과 영양공급관 삽입을 쉽게 할 수 있다.

　만약 암세포가 갑상선 주변의 경부 구조들에 광범위하게 성장해 있다면, 외과적 시술은 선택 사항이 아닐 수도 있다. 이런 경우에는, 종양을 축소시키기 위해서 화학 요법 그리고/또는 외부 빔 방사선을 사용할 수 있다.

방사성 요오드　방사성 요오드는 선택 사항이 아니다. ATC 세포들은 요오드를 흡수하지 않기 때문에, 방사성 요오드는 이러한 유형의 갑상선암에 거의 영향을 미치지 않는다.

외부 빔 방사선 요법　수술 후, 일반적으로 외부 빔 방사선 치료를 시행한다. 일부 경우에서, 방사선의 효과를 높이기 위해 저용량의 화학 요법을 처방하기도 한다. 항암제의 일종인 도세탁셀(docetaxel)을 방사선과 함께 사용하면, 약간의 효과가 있는 것으로 밝혀졌다. 치료 기간의 연장을 고려하여 영양공급관 삽입을 제안할 수 있다.

화학 요법　화학 요법제의 병용이 하나의 옵션이 될 수도 있지만, 이러한 치료법은 한 가지의 예를 제외하고는 매우 제한된 효과를 나타냈다. BRAF 유전자 돌연변이를 가진 ATC 환자들에게 베무라페닙(vemurafenib)과 다브라페닙(dabrafenib)을 병용 투여했을 때, 양성 반응을 보였다.

약물 치료제　ATC 세포들의 성장과 진행에 필요한 경로를 차단하는 것에 목표를 둔 일련의 새로운 표적 약물 치료제가 많이 있지만, 그 효과는 제한적이다. 종양 전문의에게서 이 치료제에 대한 더 많은 정보를 얻을 수 있을 것이다.

임상 시험　ATC에 걸린 환자들에게 사용할 수 있는 많은 임상 시험이 있다. 임상 시험에 들어가기 전에, 임상 시험이 현재 어느 단계에 있는지, 그리고 예비 결과들이 어떻게 나왔는지에 대해 문의해야 한다.

레보티록신　일단 치료가 완료되면, 일반적으로 환자들은 평생 동안 합성 갑상선 호르몬인 레보티록신을 복용해야 할 것이다.

혈액 검사　갑상선 호르몬의 수치를 확인하기 위해서 일반적으로 6~12개월 간격으로 혈액을 검사한다.

결과(예후)

암의 진행 초기 단계에, 갑상선 주변의 경부 구조들과 관련성이 거의 없는 이런 유형의 암을 식별할 수 있는 환자들의 경우 생존율이 높다. 불행하게도 ATC는 대다수의 경우 많이 진행된 후에야 비로소 눈에 띄기 때문에, 성공적으로 치료하기 어려운 갑상선암이다.

갑상선에 생기는 다른 암들

또한 갑상선은 폐, 신장 그리고 유방 등과 같이 신체의 다른 부위에서 발병해서 전이되는 다른 유형의 암들을 위한 자리가 될 수도 있다. 다른 한편으로, 드물게 갑상선은 육종(sarcomas), 림프종(lymphomas), 편평세포암종(epidermoid carcinomas) 그리고 기형종(teratomas)을 포함한 다른 원발성 종양들에서 전이될 수 있다.

갑상선 기능 항진증과 갑상선암

특정 유형들의 암세포들로 인해 갑상선 호르몬이 과다하게 생산되기 때문에 갑상선 기능 항진증으로 이어질 수 있으며, 그 징후와 증상을 동반할 수 있다(213페이지 참조). 과다한 양의 TSH를 생산하는 뇌하수체 종양 혹은 갑상선암 세로로 인해 갑상선 호르몬이 과다하게 생산되면, 갑상선 기능 항진증이 발생하게 된다. 비록 이러한 질환은 드물지만, 그것을 인식하는 것이 중요하다. 그 예는 다음과 같다.

TSH를 분비하는 뇌하수체 선종(Pituitary Adenomas)
이 유형의 뇌하수체 종양은 드물고 서서히 성장하며, 모든 뇌하수체 선종의 1~2퍼센트는 수술을 통해 제거할 수 있다. 이 종양은 공격적이고 침습적일 수 있다. 또한 이들은 갑상선 기능 항진증의 원인이 될 수 있다.

난소 갑상선종(Struma Ovarii)
난소 갑상선종은 난소의 기형종(teratoma)이나 유피낭(dermoid)에서 발생하는 드문 종양으로, 난소에서 발생하는 전체 종양의 대략 1퍼센트를 차지하고 있다. 이 종양은 유암종(carcinoid tumor)과 자주 섞이며, 다발성 내분비선 종증(multiple endocrine neoplasia)의 유형 IIA와 공동으로 발생할 수 있다. 난소 갑상선종의 원인은 아직 알려져 있지 않다. 8퍼센트는 양성이며, 90퍼센트는 국부적이다. 치료는 난소에 있는 종양을 제거하는 것이다. 갑상선 중독증의 증상을 보이는 환자의 경우, 수술 전에 티온아마이드를 처방한다. 또한 베타-아드레날린성 차단제를 처방할 필요가 있다.

임신과 영양모세포 질환(Trophoblastic Disease)에 의한 갑상선 중독증

인간융모성선자극호르몬(human chorionic gonadotropin : hCG)은 임신한 여성에게서 생산되는 호르몬이다. 이 호르몬은 체내에 존재하는 TSH와 유사한 활동성을 가지고 있다. 정상적인 임산부들의 대략 2~3퍼센트에게서 hCG의 농도가 상승하기 때문에, 임신 중에 일시적으로 갑상선 중독증(gestational transient thyrotoxicosis)을 일으키게 된다. 또한 유전자 돌연변이로 인해 가족성 임신 갑상선 기능 항진증(familial gestational hyperthyroidism)이 발생할 수 있으며, 신체는 hCG에 과민하게 반응한다. 또한 갑상선 중독증은 임신 초기의 포도송이기태(molar pregnancy)에 의해 그리고 남성과 여성 모두에게서 영양모세포 질환에 의해 유발될 수 있다. 연구에 따르면, 갑상선 기능 항진증을 가진 초기의 기태임신에서 포상기태(hydatidiform mole)가 제거되면, 갑상선 중독증은 해결되는 것으로 나타났다.

전이성 분화 갑상선암종(Metastatic Differentiated Thyroid Carcinoma)으로 인한 갑상선 중독증

분화 갑상선암종의 전이로 인해 야기되는 갑상선 중독증은 드물다. 환자의 85퍼센트가 40세 이상이며, 남성보다 여성에서 더 흔하다. 이 질환의 임상적 증상들은 갑상선 중독증의 다른 원인에 의한 증상과 동일하다. 갑상선 호르몬의 과도한 생산은 다수의 전이된 조직들 때문이다. 치료에는 외과적 시술이나 방사성 요오드 치료법이 있다.

① 검사

종양의 유형을 결정하기 위해서 혈액 검사, 초음파, 스캔, 미세침흡인술 그리고/또는 개인형 유전자 검사를 시행할 수 있다.

② 치료

일단 종양의 특정한 유형이 결정되면, 환자는 발견된 암의 유형에 정통한 종양 전문가 그리고 내분비학자와 함께 협력할 수 있다.

제안

올해에 6만 명 이상의 사람들이 갑상선암에 걸렸다는 사실은 냉엄한 현실이

다. 그리고 진료실에 앉아서, 당신이 어떤 유형의 갑상선암에 걸렸다는 말을
듣게 되는 것은 힘든 일이며, 그로 인해 당신은 잠시 동안 충격을 받게 될 것
이다. 갑상선암에 걸린 환자의 대부분은 성공적으로 치료될 수 있지만, 환자
는 앞에 놓인 여정을 준비하기 위해서 해야 할 중요한 일이 있다. 이와 같은
제안들은 또한 더 공격적인 갑상선암에 걸린 환자를 위해서 더 유효하다. 더
나은 준비를 할수록 더 나은 결정을 할 수 있을 것이다.

① 적절한 보호자를 찾아라.

보호자는 당신이 암의 여러 진행 단계를 겪을 때 당신과 함께 해줄 수 있을 뿐
만 아니라, 필요할 때 무언가를 기록해 주고 당신을 위해 질문해 줄 수 있는
사람을 의미한다. 대부분의 사람들은 자신이 암에 걸렸다는 이야기를 담당 의
사에게서 듣게 될 것이다. 그러나 사람들은 충격에 빠져 적절하게 반응하지
못하고, 담당 의사가 무슨 말을 했는지 기억할 수 없을 것이다. 그러므로 적절
한 보호자를 선택하는 것이 중요하다. 보호자가 성인, 자녀, 배우자, 부모, 또
는 친구이든 간에, 그들은 당신과 함께 시간을 보낼 것이며 이 과정에 압도되
지 않을 것이라는 것은 확실하다.

　만약 당신이 믿고 의지할 수 있는 사람을 아직 찾지 못했다면, 암 환자를 위
한 지원 단체에 연락하라. 그들을 온라인으로 찾을 수 있다. 그들은 비영리로
운영되는 단체의 일원이거나 의료 센터와 연계되어 있을 수 있다. 많은 단체
에는 당신에게 도움을 줄 수 있는 자원봉사자들이 소속되어 있다.

② 당신이 할 수 있는 만큼 많이 배우고 질문하라.

충분한 정보에 입각해서 현명한 결정을 내리는 것이 언제나 쉬운 일만은 아니
다. 일부 환자들에게 가장 단순하고 쉬운 길은 단순히 담당 의사의 지시를 따
르는 것이다. 물론 담당 의사의 제안을 듣는 것은 당연히 틀린 것은 아니다.
그러나 당신과 당신의 보호자는 질환과 치료 옵션에 대해 가능한 많은 것을

배워야 한다. 너무 많은 사람들이 질문하는 것을 두려워한다.

　다음과 같은 일련의 어려운 질문들이 있다. 만약 이런, 저런 치료를 선택한다면, 생존 가능성은 얼마나 되는가? 치료의 부작용에는 어떤 것들이 있는가? 가능성을 개선하기 위해 할 수 있는 일이 있는가? 담당 의사는 이전에 이런 종류의 암을 치료한 적이 있는가? 만약 담당 의사가 설명한 무언가가 이해되지 않을 경우, 이해되지 않는다고 말하라. 그리고 더 쉬운 말로 다시 설명해 줄 것을 요청하라. 담당 의사가 제공한 정보들이 만족스럽지 못하다고 판단되는 경우, 주저 말고 다른 의료 전문가에게 두 번째 또는 세 번째 의견을 구하라.

③ 준비하라

이는 100년이 넘도록 보이 스카우트(Boy Scouts)의 모토가 되어 왔고, 당신의 몫이 되어야 하는 데에는 이유가 있다. 당신은 당신 앞에 놓여 있는 것을 대비해야 할 필요가 있다. 고려해야 할 몇 가지 중요한 사항들이 있다.

　담당 의사 혹은 의료 센터를 방문할 경우, 특히 처음 방문하는 경우, 항상 지금까지 진행된 모든 검사 결과의 사본을 가지고 가라. 과거에 받았던 정밀검사 결과를 전자 형태로만 사용할 수 있는 경우, CD-복사본을 제공하고 있다. 담당 의사를 방문하기 전에, 검사 결과를 요청하는 것이 표준 관행이라는 것을 알아야 한다. 그러나 우리는 늘 그렇듯이 검사 결과를 가지고 있지 않다. 준비하라!

　진행 중인 검사 절차에 대해 당신이 할 수 있는 가능한 많은 것을 알아보라. 스캔 정밀 검사, 영양급식관 삽입, 외과적 시술, 그리고 방사선 치료 등을 위해 필요한 준비에 상관없이 관련된 것을 배우라. 예를 들어, 일부 CT와 같은 스캔 검사를 위해서 환자들은 관 모양으로 된 폐쇄형 검사대 속으로 들어가야 된다. 만약 이러한 검사법이 당신에게 문제될 수 있다면, 개방형 검사대가 있는지를 물어 보거나, 검사를 받을 동안 진정제를 요구하라. 또한 이 검사들이 얼마나 오래 걸리는지를 물어보라. 검사 일정에 맞게 생활해야 하기 때문에 알아 두면 도움이 된다. 준비하라!

검사 과정에서 발생할 수 있는 가능한 모든 부작용에 대해 질문하라. 수년에 걸쳐, 많은 약품이 부작용을 극복하거나 줄이기 위해 개발되었다. 또한 이러한 문제들 중의 일부를 완화하는 데 도움이 되는 자연 요법이 있을 것이다. 어떤 요법이 있는지 사전에 확인하라. 준비하라!

기다리는 동안 해야 할 일을 하라. 책을 읽거나, 아이패드(iPad)를 가져가서 음악을 듣거나, 낱말 맞추기를 하거나, 친구에게 문자를 보내거나, 시간을 보내는 데 도움이 될 만한 무언가를 가져가라. 알다시피 대기실이라고 부르는 데는 이유가 있다. 그러니 준비하라!

갑상선암 리스트서브(listserv)에 가입할 것을 고려하라. 리스트서브라는 용어는 갑상선암에 걸린 환자 및 그들의 보호자와 함께 일하며 협조하는 온라인 그룹을 지칭한다. 일반적으로 이 그룹은 환자, 생존자, 보호자, 그리고 경우에 따라 환자의 상황과 관련된 거의 모든 것에 관한 질문에 답변해 줄 수 있는 의료 전문가들로 구성되어 있다. 그들은 자신의 경험을 바탕으로 정보를 제공할 수 있다. 마찬가지로, 그들은 당신이 혼자가 아니라는 것을 이해하는 데 큰 도움이 되는 원천일 수 있다. 준비하라!

환자가 마치 자신의 현재 상황을 통제하지 못하는 것처럼 느끼는 것은 드문 일이 아니다. 위에서 언급한 제안은 환자로서 스스로가 자율적으로 행동하는 데 도움이 될 것이다. 무엇을 어떻게 해야 하는지를 준비함으로써 당신은 질환과 관련된 전반적인 과정에 적극적으로 참여하고 있다는 것을 알게 될 것이다.

결론

만약 암에 걸린다면, 갑상선암이 걸리기 가장 좋은 암이라는 이야기를 들은 적이 있다. 개인적으로 나는 어떠한 암도 그 설명에 적합하지 않다고 생각한다. 말하고자 하는 바는, 현대 의학이 대다수의 갑상선암을 성공적으로 치료할 수 있었다는 것이다. 게다가 몇몇 새로운 유전자 검사를 통해 환자들은 결절이 양성 혹은 악성인지를 비교적 빨리 알게 된다. 그러나 훨씬 더 어려운 여정을 가야하는 희귀하고 공격적인 형태의 갑상선암들이 충분히 있다. 갑상선암을 이겨낼 수 있는 열쇠가 있다면, 조기에 발견해서 즉각적인 조치를 취하고, 삶의 정신적인 요소를 고려하는 것이다. 그러므로 당신이 받아야 하는 검사와 치료가 다른 누군가의 일정에 의존하고 있지는 않는지 확인하라. 희망컨대, 이 장에서 언급한 정보를 통해 당신이 올바른 결정을 내리는 데 필요한 적절한 질문을 준비하기 바란다.

결론

바라건대 지금쯤 당신은 생각하고 느끼는 능력, 그리고 살아 있게 하고 정상적으로 기능하도록 하는 많은 시스템을 지속시키는 능력에 갑상선과 갑상선 호르몬이 중요한 역할을 한다는 사실을 이해하게 되었을 것이다. 이 책의 각 장들에서 살펴본 바와 같이, 만약 갑상선이 올바르게 기능하지 못하면 심각한 문제가 발생할 수 있다. 또한 이러한 건강상의 문제를 만드는 근본적인 원인이 너무 자주 간과되곤 한다.

내가 이 책을 쓰는 목적은 갑상선이 어떻게 기능하는지 그리고 신체 기능을 최적의 상태로 유지하기 위해서 갑상선 호르몬이 어떤 역할을 하는지를 독자들이 명확히 이해하는 데 있다. 문자 그대로, 수만 명의 사람들이 갑상선과 관련된 매우 다양한 건강상의 문제를 앓고 있지만, 그들은 그러한 증상과 징후가 발생하는 원인을 모르고 있다. 때때로 그들이 겪고 있는 건강상의 문제에서 아무런 증상도 나타나지 않을 수 있기 때문에, 다시 말해서 신체검사 혹은 표준 혈액 검사로는 진단되지 않을 수도 있기 때문에 환자들은 때때로 명백한 증상을 줄이기 위해서 갑상선 호르몬이 아닌 약을 처방받기도 한다. 갑상선에 문제가 있는 사람의 수가 급속하게 증가하고 있다는 사실에 덧붙인다면, 당신은 많은 사람들 앞에 놓여 있는 건강상의 어려움을 볼 수 있다.

만약 당신이나 당신이 사랑하는 사람이 이 책에서 설명하는 증상들 중의 일부를 경험하고 있는데도 그 원인을 명확히 찾아내지 못하고 있다면, 스스로를 보호자로 생각하고 행동하기 바란다. 그리고 이러한 질환이 갑상선과 관련이 있는지를 확인하기 위해 담당 의사에게 문의하기 바란다. 다른 한편으로, 당신이 이 책에서 다루는 갑상선과 관련된 문제들 중의 하나를 진단받게 된다면, 문제가 무엇이며 어떻게 치료할 수 있는지에 대해 명확하게 이해할 수 있기를 희망한다. 아는 것이 힘이라는 말이 있듯이, 당신이 올바르게 질문하고 그 질문에 대한 답을 이해할 수 있다면, 결과적으로 당신은 건강에 대한 결정을 현명하게 내릴 수 있을 것이다.

비록 최신 정보를 제공하기 위해 최선을 다했지만, 의학은 빠르게 변화하는 과학이며, 항상 새로운 검사와 치료법이 모습을 드러낸다는 것을 당신은 알고 있어야 한다. 더 깊이 있게 알기 위한 발판으로서 이 책을 보라. 그리고 치료와 관련된 결정을 내리기 전에, 가능한 모든 사실을 알고 있는지를 확인하라. 갑상선 질환을 극복하는 데 당신 스스로가 중요한 역할을 한다는 것을 이해하고 있는 한, 당신은 더 나은 건강을 위해 중요한 걸음을 내딛게 될 것이다.

건강의학 솔루션 6

갑상선 질환에 대해 당신이
알아야 할 것과 해야 할 것

초판 1쇄 인쇄 | 2017년 11월 25일
초판 1쇄 발행 | 2017년 11월 30일

지은이 | 파멜라 와티안 스미스(Pamela Wartian Smith)
옮긴이 | 배종현
발행인 | 강희일 · 박은자
발행처 | 다산출판사
디자인 | 민하디지털아트 (02)3274-1333

주소 | 서울시 마포구 대흥로 6길 8 다산빌딩 402호
전화 | (02)717-3661
팩스 | (02)716-9945
이메일 | dasanpub@hanmail.net
홈페이지 | www.dasanbooks.co.kr
등록일 | 제3-86호(윤)

ISBN 978-89-7110-551-1 04510
ISBN 978-89-7110-455-2(세트)
정가 15,000원

건강의학 솔루션 ❶
잘못 알려진 건강 상식
오카모토 유타카(岡本裕) 저 / 노경아 역 / 236면 / 정가 10,000원

『병의 90%는 스스로 고칠 수 있다』의 저자가 식생활, 영양, 의료, 질병에 관한 각종 '상식'을 철저히 파헤친다. 당신의 건강에 확실한 도움이 될 책!

건강의학 솔루션 ❷
치매정복 −치매로부터 벗어날 수 있는 77가지 습관−
와다 히데키(和田 秀樹) 저 / 오시연 역 / 192면 / 정가 9,000원

계산력이나 기억력이 아니다! 치매에 걸리지 않는 뇌를 만들 때 정말 중요한 것은? 노년정신의학 전문가이자 국제의료복지대학 교수인 와다 히데키가 말하는 '뇌 안티에이징'

건강의학 솔루션 ❸
혈관이 수명을 결정짓는다
다카하시 히로시(高橋 弘) 저 / 이진원 역 / 200면 / 정가 9,000원

하버드대학 의학부 전 부교수이자 의학박사인 다카하시 히로시가 매일 간단한 식사법과 생활습관을 실천하여 2개월 만에 혈관나이를 젊게 되돌릴 수 있는 방법을 정리해 놓았다.

건강의학 솔루션 ❹
남성의 건강한 성을 위한 최고의 안내서
−전 생애에 걸쳐 성적으로 활기찬 삶을 영위하기 위한 비결−

더들리 세스 대노프(Dudley Seth Danoff) 저 / 정용숙 역 / 284면 / 정가 17,000원

그동안 당혹감과 침묵의 장벽으로 가로막혔던 주제에 대해 누구보다 진솔하고 따뜻하게 이야기하고 있다. 성인이라면 이성애자, 동성애자, 연인, 부부를 막론하고 읽어볼 만한 책이다. 저자는 명쾌하고 이해하기 쉬운 용어를 사용해 남성의 성 건강과 관련된 모든 측면을 다루고 있다. 저자가 지닌 비뇨기과 전문의로서의 전문지식과 풍부한 임상경험이 이 책에 고스란히 녹아 있다.

건강의학 솔루션 ❺

감염 −감염성 질환에 대한 한 의사의 놀라운 통찰−

프랭크 보덴(Frank Bowden) 저 / 김아림 역 /256면 / 정가 15,000원

에볼라 바이러스와 지카 바이러스, 항생제 내성이 화제에 오르내리는 시대다. 감염성 질환 분야를 선도하는 의사인 저자 프랭크 보덴은 우리가 밤잠을 못 이룰 만큼 심각한 주제들을 비롯해 대부분의 사람들에게 영향을 주는 일상적인 감염에 대한 놀랄 만한 통찰력을 보여 준다. 이 책은 잘못된 믿음을 깨고, 최신의 의학적 발견에 대해 알려 주며 공중보건이 맞닥뜨린 커다란 문제들을 탐색한다.

건강의학 솔루션 ❻

갑상선 질환에 대해 당신이 알아야 할 것과 해야 할 것

파멜라 와티안 스미스(Pamela Wartian Smith) 저 / 배종현 역 /244면 / 정가 15,000원

20명 중 1명은 갑상선에 문제가 있는 것으로 추정되며, 갑상선 질환을 앓고 있는 환자들의 대부분은 여성이다. 설상가상으로, 갑상선에 기능 장애가 있는 사람들의 대다수는 자신들에게 이런 문제가 있다는 것을 인지하지 못하며, 일반적으로 진단조차 받지 않은 상태로 수년을 지내고 있다. 그동안 그들은 피로, 체중의 증가 또는 감소, 건망증, 불면증 그리고 과민 반응 등을 포함한 다양한 증상들을 경험한다. 이 책은 독자들이 일반적인 갑상선의 문제들을 확인하고 필요한 치료법을 찾을 수 있도록 해준다.

오른손에 논어, 왼손에 한비자 −현대를 균형 있게 살아가기 위한 방법−

모리야 히로시(守屋洋) 저(중국문학자) / 김진연 역 / 276면 / 정가 10,000원

'인간을 믿으며 살아가자'는 『논어』와 '인간을 움직이는 것은 오로지 이익뿐'이라는 『한비자』. 지금까지 우리 사회는 『논어』가 주장하는 '성선설'을 기반으로 운영되어 왔다. 한편 『한비자』가 주장하는 '성악설'에는 그다지 익숙하지 않아 그 엄격함으로부터 눈을 돌리는 사람도 있을지 모른다. 하지만 저자는 지금과 같이 격변하는 사회 속에서 "우리도 한비자 방식을 도입해야 한다."는 파격적인 발언을 한다. 이 대조적인 두 권의 중국고전으로부터 실천적인 삶의 방식을 배워보자.

1%의 원리

탐 오닐(Tom O'Neil) 저 / 김효원 역 / 216면 / 정가 9,000원

이 책에서 제시된 굉장히 실용적인 활동 과제와 실제 사례, 그리고 특별히 설계된 30일 과정은 당신이 1%의 원리를 일상생활에 적용하면서 삶을 온전하게 누릴 수 있도록 도와줄 것이다. 매일 1%씩 작은 변화를 만들어 가면서 당신은 더욱 위대하고 영속적인 성공을 이루게 될 것이다.

현장론 -'비범한 현장'을 만들기 위한 이론과 실천-

엔도 이사오(遠藤 功) 저 (와세다대학 경영대학원 교수) / 정문주 역 / 280면 / 정가 15,000원

'평범한 현장'과 '비범한 현장'의 차이를 밝히다. 현장의 능력 격차는 지극히 크다. 탁월한 현장력으로 갈고 닦아 경쟁력의 주축으로 삼는 '비범한 현장'의 수는 결코 많지 않다. 대부분의 현장은 되는 일도 없고, 안 되는 일도 없는 수준의 '평범한 현장'이다. 개중에는 기업을 파탄으로 몰고 가는 '평범 이하의 현장'도 있다. 필자의 문제의식은 여기에 있다. 어째서 현장의 능력 격차는 이토록 큰가? 어떻게 하면 '평범한 현장'을 '비범한 현장'으로 전환할 수 있을까? 그것이 바로 이 책의 주제다.

부자동네보고서 -부르주아 동네에서 펼쳐진 생드니 학생들의 연구-

니콜라 주냉(Nicolas Jounin) 저(전, 파리 생드니대학 교수) / 김보희 역 / 276면 / 정가 15,000원

이 책은 지배계층의 사회를 연구하며 펼쳐진 크고 작은 전투들을 신선하고 유쾌한 방식으로 풀어내고 있다. '상위'에 있는 자들이 '하위'에 있는 자들을 관찰하고 조사하던 익숙한 연구의 방향을 뒤집어보는 것, 이것이야말로 이 책이 던지고 있는 핵심적인 관점이다.

리더십의 철학 -열두 명의 경영자에게 배우는 리더 육성법-

이치조 가즈오(一條和生) 저 / 노경아 역 / 252면 / 정가 13,000원

리더의 발자취를 각자의 리더십 철학이 확립되어 가는 여정으로 간주하고, 그것을 이야기로 엮은 것이 이 책이다. 등장하는 리더는 열두 명. 각자의 여정은 무척이나 각양각색이다. 그러나 그중 어떤 리더의 여정도 계획대로 순조롭게 진행되지 않았다. 정도의 차이는 있지만 누구나 성공과 실패의 시기를 모두 겪었다. 그래도 모든 리더십 스토리가 긍정적으로 끝나는 것은 그들이 아무리 힘들어도 희망을 잃지 않고 역경을 극복하며 여정을 지속했기 때문이다. 많은 독자들도 이 감동을 함께 느끼고 자신만의 리더십 여정을 시작하기를 진심으로 바란다.

섹시한 뇌 만들기 -애자일 마인드(Agile Mind)-

에스타니슬라오 바흐라흐(Estanislao Bachrach) 저 / 민지현 역 / 240면 / 정가 15,000원

『섹시한 뇌 만들기(The Agile Mind)』는 뇌의 잠재적 역량에 대한 당신의 생각을 바꾸어 줄 것이며, 동시에 창의적 사고를 개발하는 데에도 도움이 될 것이다. 뇌를 자극하고 정신세계를 넓히기 위한 방법과 기술들을 배우자. 지적 능력은 뛰어나나 창의력이 떨어지는 현대인들에게, 특히 주입식 교육을 받고 자란 한국인들에게, 잠재되어 있는 창의력을 어떻게 하면 배가시킬 수 있는지를 흥미롭게 보여준다.